70歳からの
ゆる〜い
筋トレ&
ストレッチ

「ストレッチ専門店ストレチックス」本部代表　**山口晃二**

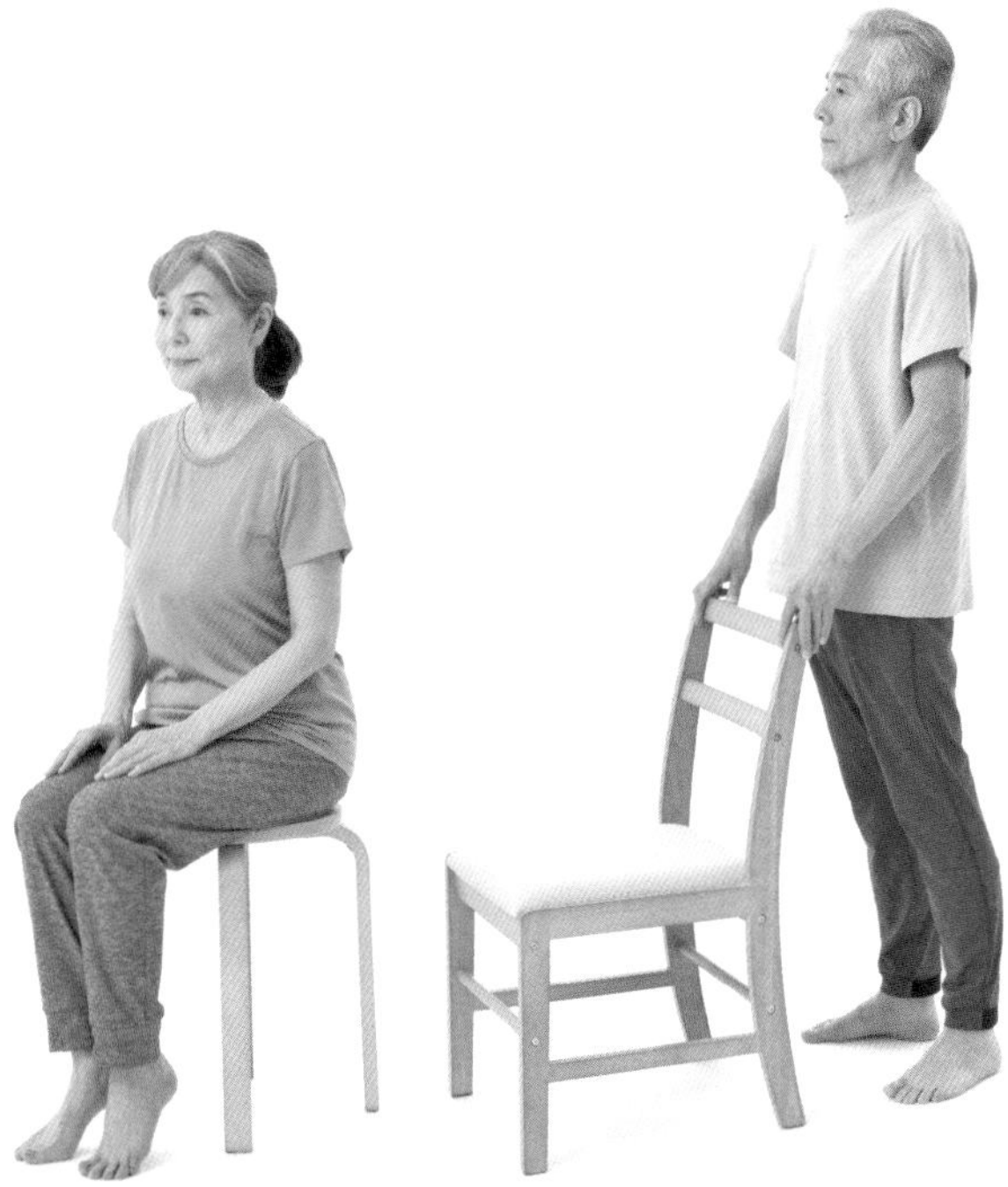

家の光協会

はじめに

ストレッチと筋トレの組み合わせで ず〜っと自立した生活を

「シニア向けって⁉　わたしたちはシニアじゃないわ」
「高齢者向け？　だれが高齢者なの？」

わたしは、「ストレッチ専門店ストレチックス」というお店を、東京都と滋賀県で運営している会社の代表です。本書の執筆にあたり、リハビリデイサービスで事業責任者をしていたときのことを思い出しました。

リハビリデイサービスとは、ひと言でいえば「運動しかやらない介護施設」です。一般的なデイサービスにあるような食事、お風呂、レクリエーションはなく、主に機能訓練を行う場所でした。その場所で「高齢者向け運動」などと言うと、冒頭の言葉のように、お叱りを受けたものです。

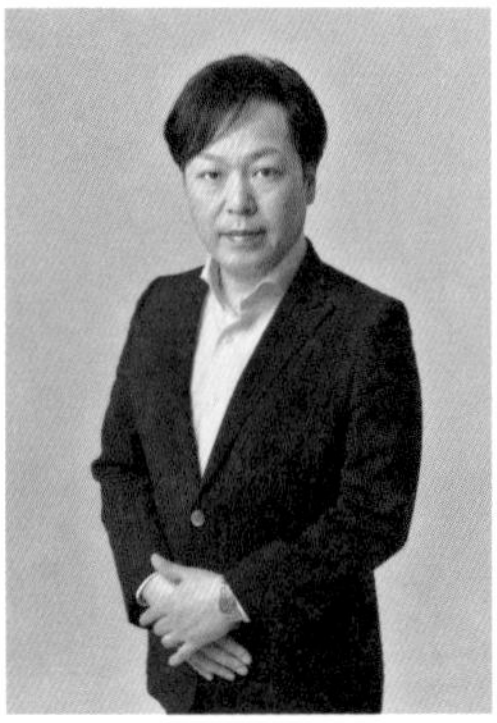

「ストレッチ専門店
ストレチックス」本部代表
山口晃二

1975年、新潟県生まれ。介護予防・予防医療の促進を目的に「中高年者に運動習慣を促す事業」として、2014年に「ストレッチ専門店ストレチックス」を〝ラジオ体操発祥の地〟東京・大塚で開業。専門トレーナーがマンツーマンで施術を行う「オーダーメイド・ストレッチ」を提供する専門店として、東京・関西・九州で多店舗展開中。

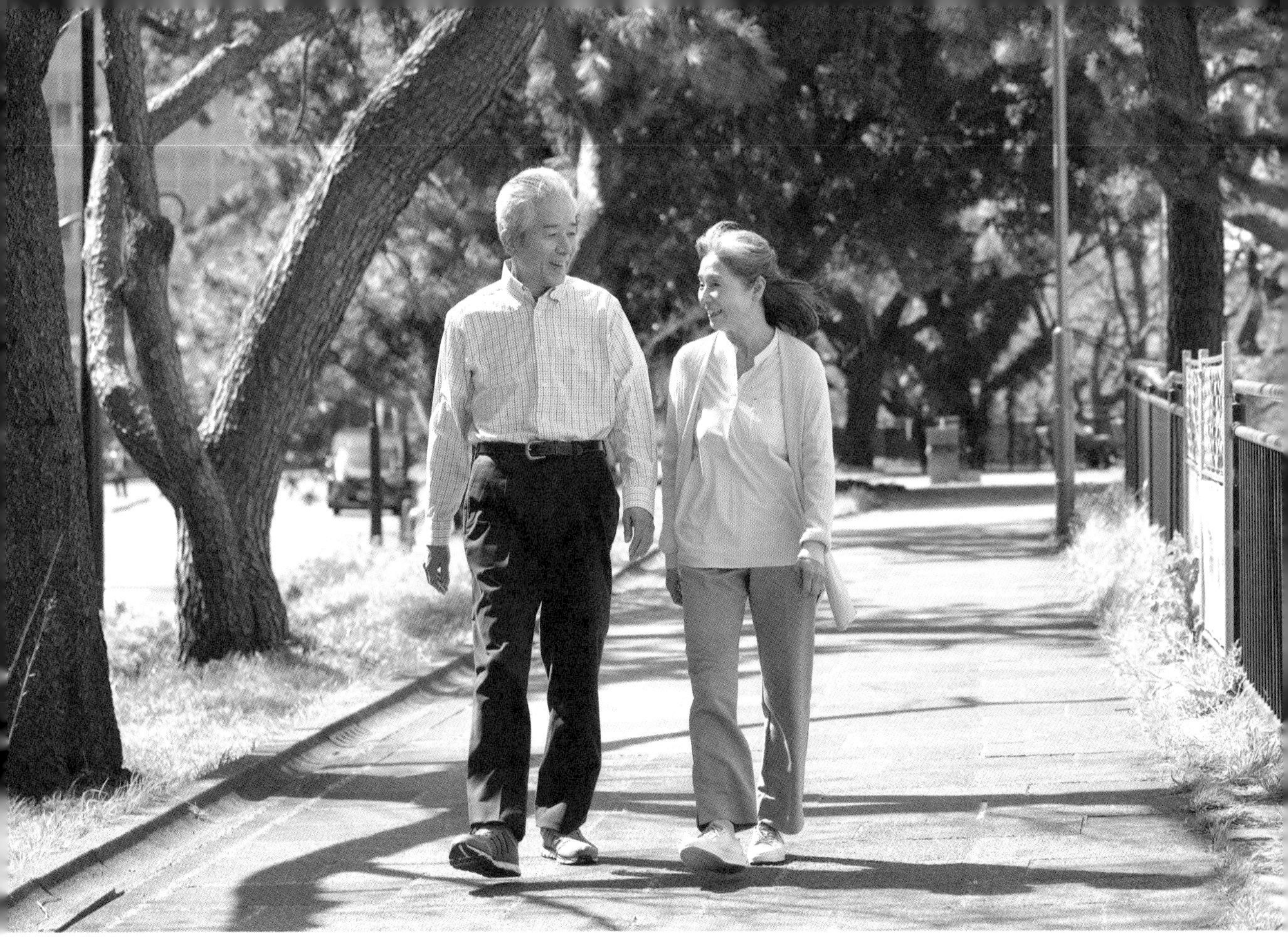

ご利用される方々の平均年齢は約80歳。一般的に65歳以上を「高齢者」「シニア」と言いますが、利用者の方々は、まだまだ元気。自分たちが弱々しいイメージのある「高齢者」「シニア」だという認識はないのです。「こういうふうに、力強く年齢を重ねていけたらいいなあ」と思ったものです。

年齢を重ねても、いきいきと生活するためたいせつなのは、「要介護状態になる前の運動習慣」です。カラダを動かす機会が減ると、筋力が低下し、関節の可動域も狭くなって、ふだんできていたことが、だんだんできなくなります。「これはまずい。やっぱり運動が大事」と、「筋トレ本」を購入し、おウチで実践する方も多いと思います。

しかし、残念なことに、ほとんどの方が2、3か月でやめてしまいます。なぜでしょうか？

それは「気持ちが折れてしまうから」です。筋トレは、息も上がりますし、途中でツラくなります。サロンやジムなら、スタッフが励ましたり、いっしょに運動する仲間がいたりするので、なんとか続きますが、自分一人だけで、ツラいことを延々と続けるのは、ほんとうに難しいのです。そこで本書では、続けやすくなる「ストレッチ」と「筋トレ」の組み合わせをご提案します。

ゆる〜く続けて、ふだんの生活でする動きを、もっとスムーズに

カラダを伸ばす**ストレッチは「息が上がらない、イタ気持ちいい運動」なので、カラダを動かすことに自信のないひとでも、よく続きます！**　おまけに、ちょっとストレッチをすると、「もっと体を動かしたくなる」というメンタル面への影響がありますし、「ケガの防止」にもつながるといいことずくめ。

まずストレッチに挑戦して、気持ちのスイッチを入れてから、筋トレを行ってみてください。この方法なら、間違いなく筋トレが続きます。

さらに、本書では、元気に自立した暮らしを続けていただく

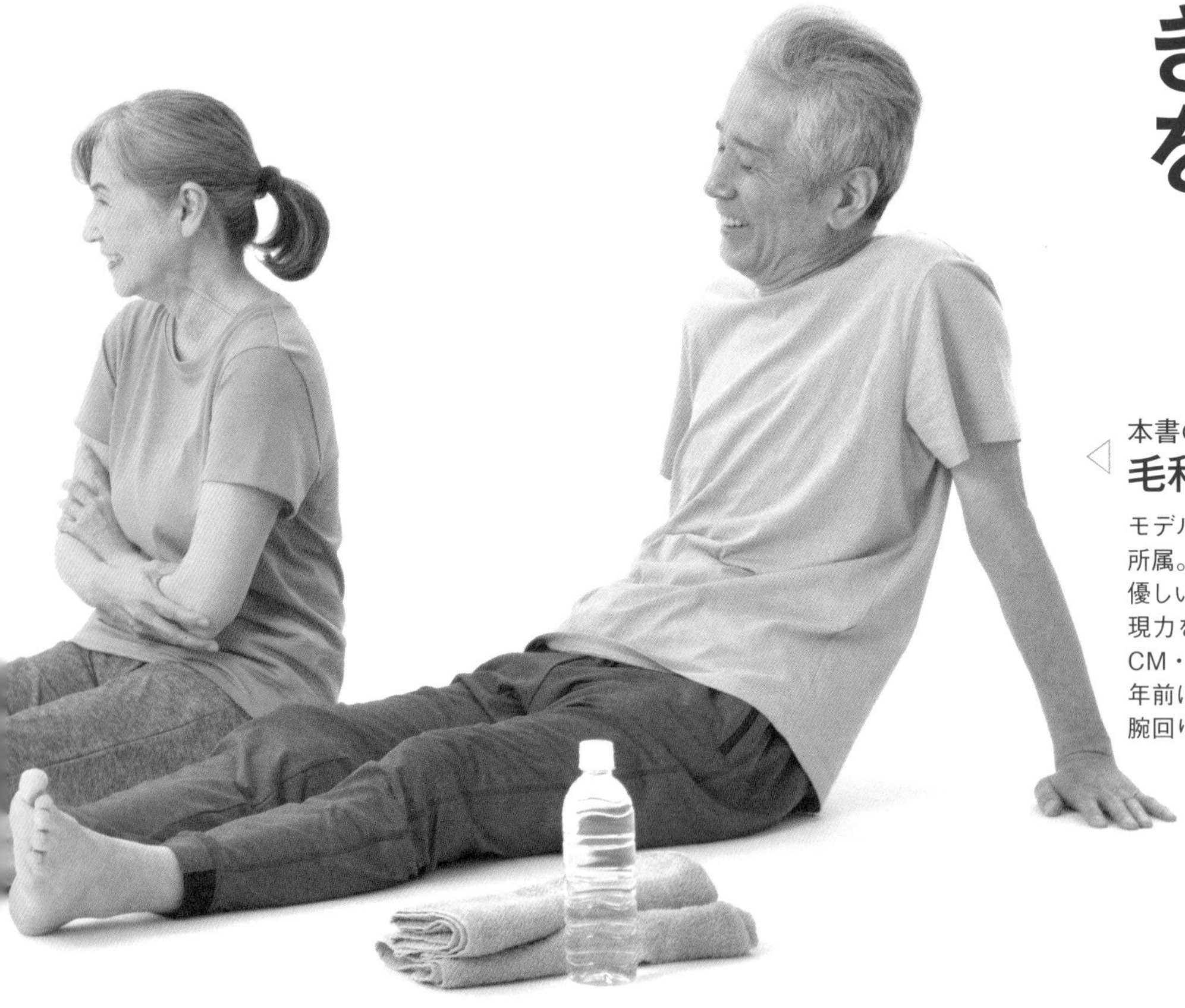

◁ 本書のモデル
毛利幸夫
モデル事務所プレステージ所属。もの静かな表情から優しい笑顔まで幅の広い表現力を持ち、多数のテレビCM・スチールで活躍中。2年前に右肩を脱臼しており、腕回りの運動が苦手。

ために、「日常生活動作」に焦点を当てています。年齢を重ねると、「朝起きて寝返りを打つ」「階段を下りる」「物をつかむ」といった、生活に必要なごく当たり前の動きが、少しずつ難しくなります。

「まだ問題ないよ」という方は、そのままの状態をずっと続けられるよう、また、「前にできていたアレができなくなった」という方は、もう一度できるカラダになれるよう、生活動作の維持・回復のためのメニューをそろえました。

本書を一から十まできっちり行う必要はありません。「続けやすいストレッチ」→「気持ちがのってきたところで筋トレ」の順で**「ゆる〜く」実践してみてください。いつの間にかカラダは元気に、暮らしの「困った」も解決されているでしょう。**

「健康なカラダ」に「豊かな心」は宿ります。「心身両面の充実」（＝ウェルネス）を育んでいくことは、高齢者自身はもちろん、周囲との関係づくりにも影響します。まずは、ご自身が「健康でありつづける」こと、日常生活を問題なく送れるカラダを維持することが、高齢者・その家族・隣人友人間の〝三方よし〟につながる、と私は信じています。

自分のカラダは「一生おつきあいする道具」です。道具はマメに手入れすれば、いつまでも長く使えます。「一生健康で過ごしたい」とお考えの皆様、ぜひ本書をお役立てください。

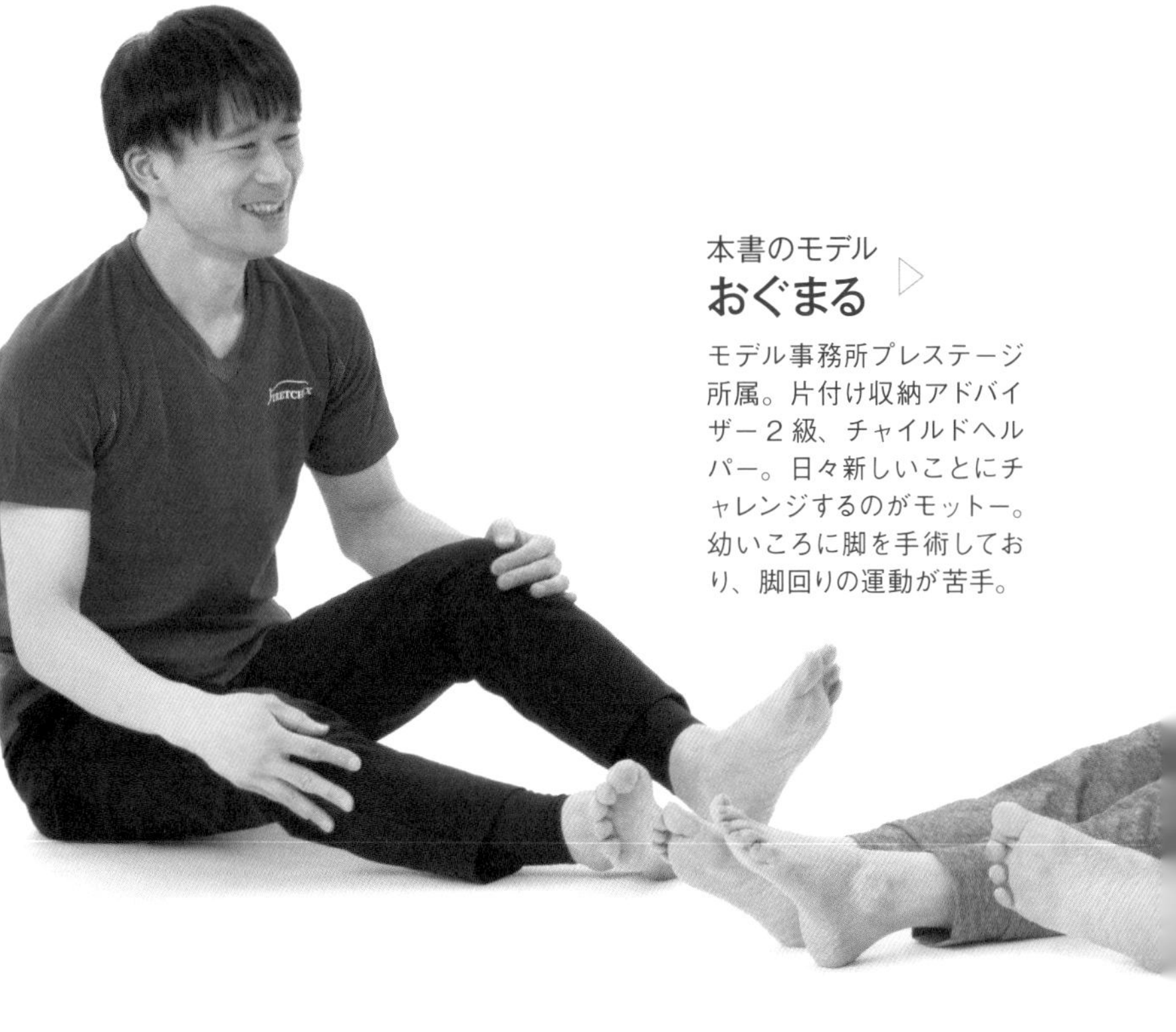

「ストレッチ専門店
ストレチックス」本部
研修マネージャー
渡辺久進

本書のプログラム開発を担当。大手フィットネスクラブや高齢者施設でのエクササイズプログラム指導等を約10年間経験したのち、ストレチックス本部に転職。トレーナーとして約7年間、パートナーストレッチやトレーニング指導を担当し、現在は、トレーナー研修指導を兼務。行政からの委託事業である「シニアストレッチ講座」のメニュー開発、指導も行う。

本書のモデル
おぐまる

モデル事務所プレステージ所属。片付け収納アドバイザー2級、チャイルドヘルパー。日々新しいことにチャレンジするのがモットー。幼いころに脚を手術しており、脚回りの運動が苦手。

Contents

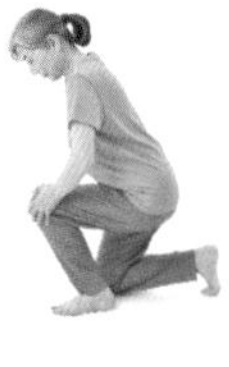

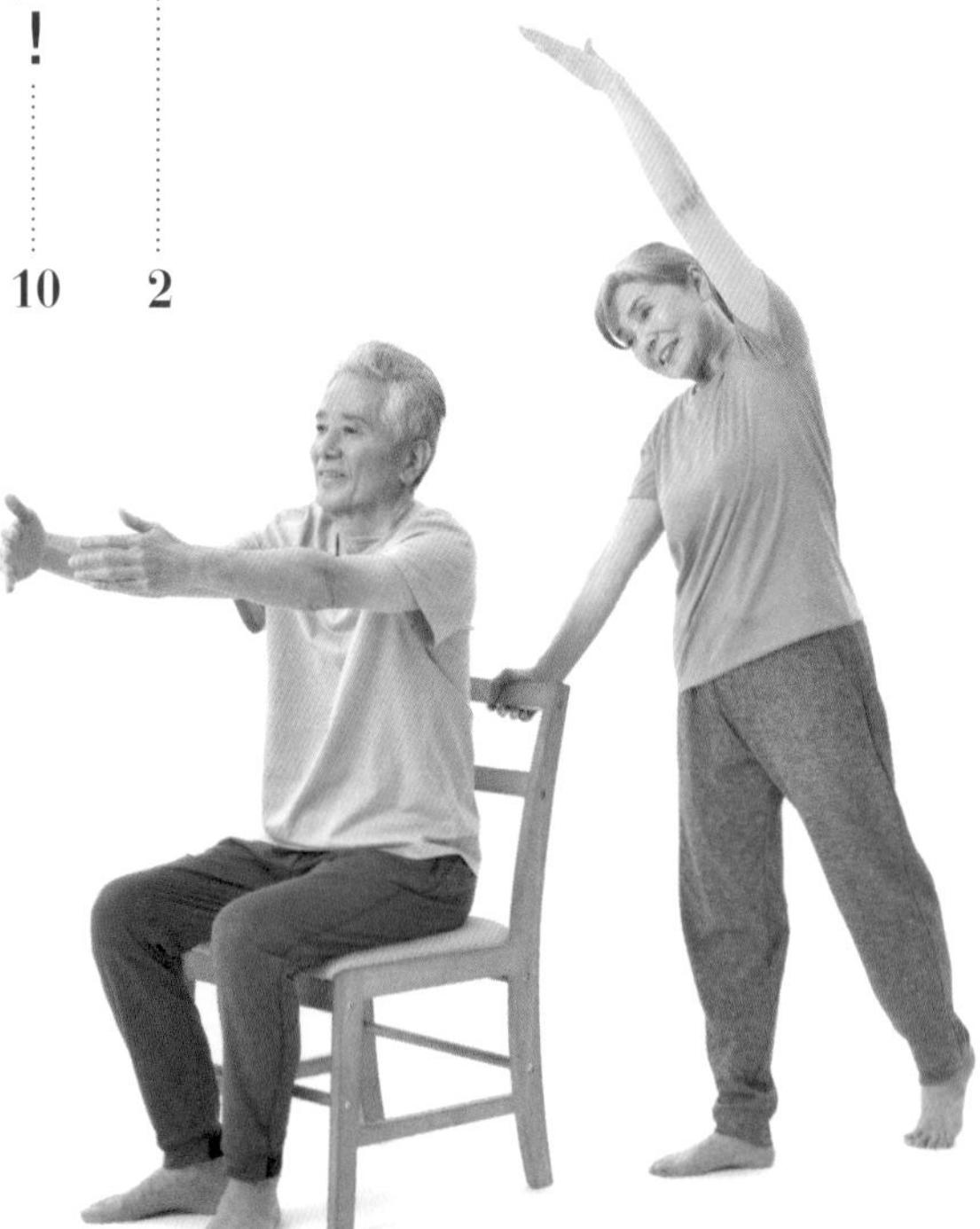

Chapter 2
朝起きてから買い物するまでの動作をスムーズにこなし続けるための48の運動

ストレッチ・筋トレ お出かけ前の動作をスムーズに

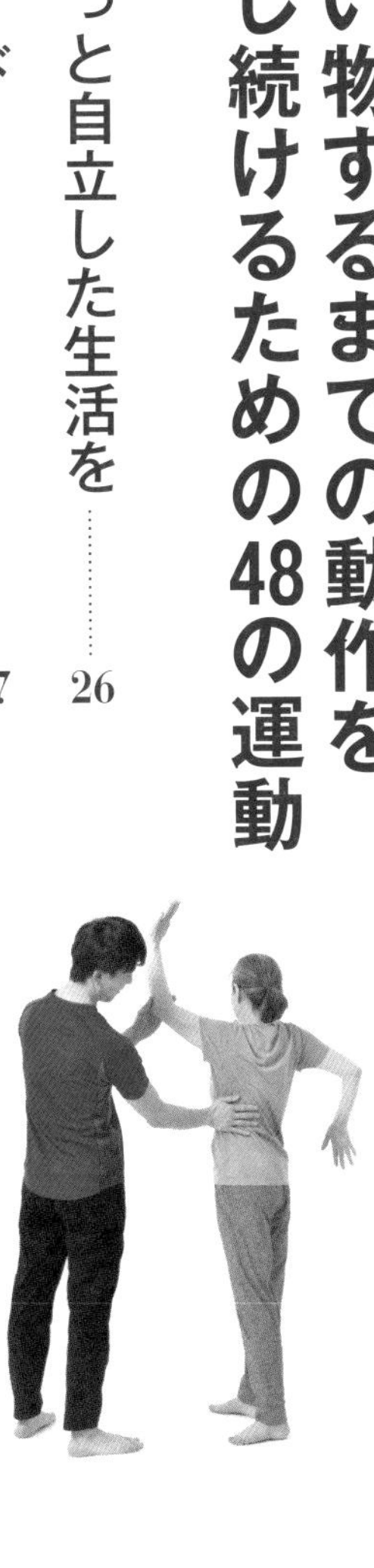

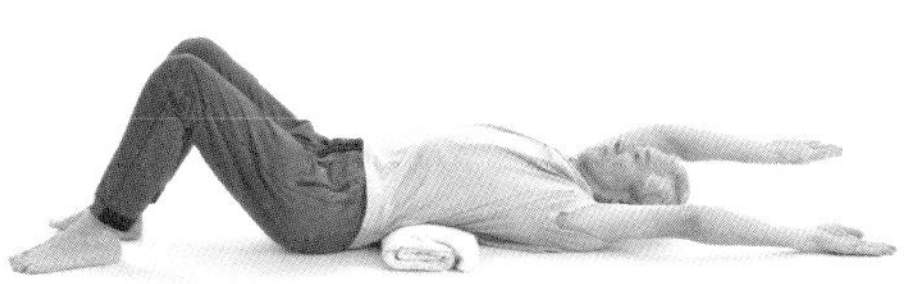

Contents

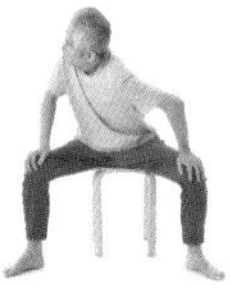

ストレッチ・筋トレ　移動中の動作をスムーズに

ストレッチ・筋トレ　買い物中の動作をスムーズに

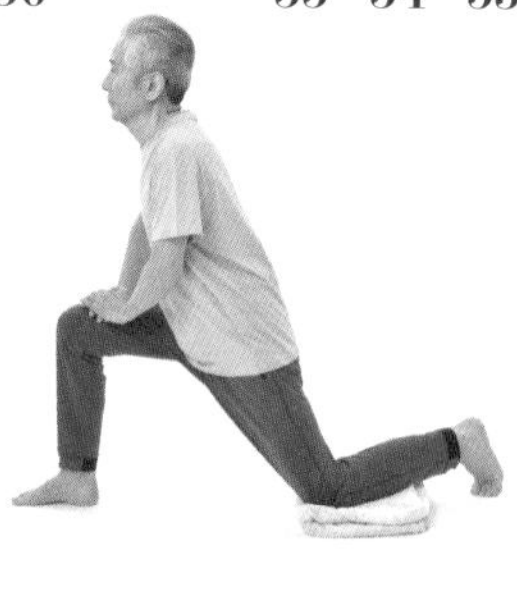

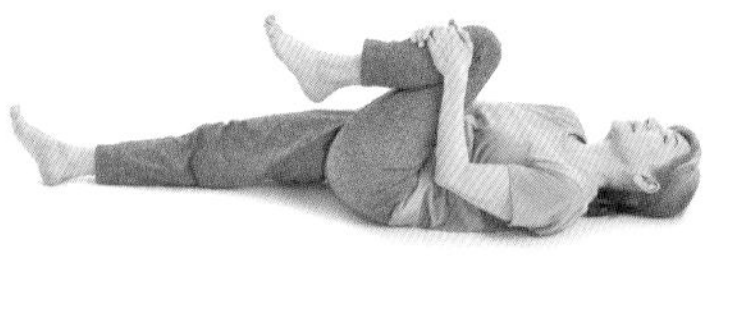

本書の使い方

すぐに始めたい方

まず、「ストレッチと筋トレのルールとポイント」を確認

22 ページへ

▼

Chapter2「朝起きてから買い物するまでの動作をスムーズにこなし続けるための 48 の運動」からスタート！

25 ページへ

ストレッチと筋トレがどうして効くのかを知りたい方

Chapter1「どうしてストレッチと筋トレが元気に年を重ねるために欠かせないのか」をチェック！

11 ページへ

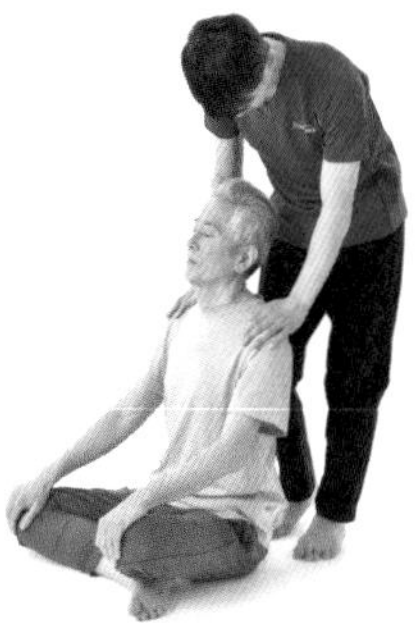

STAFF
装丁・デザイン　中島三徳
撮影　幸喜ひかり
イラスト　中村知史
撮影モデル　おぐまる
毛利幸夫
ヘアメイク　平本由起子
スタイリング　大石ともこ
校正　ケイズオフィス

本書を使って、10年後、20年後も動けるカラダに!

図解入りの筋肉・骨・関節解説

どうして、その筋肉を鍛え、伸ばす必要があるのかを、ふだんの使われ方までさかのぼって解説します。図で位置を確認して、エクササイズのさいに、今どこを動かしているのかを意識すると、効果がグンと上がります。

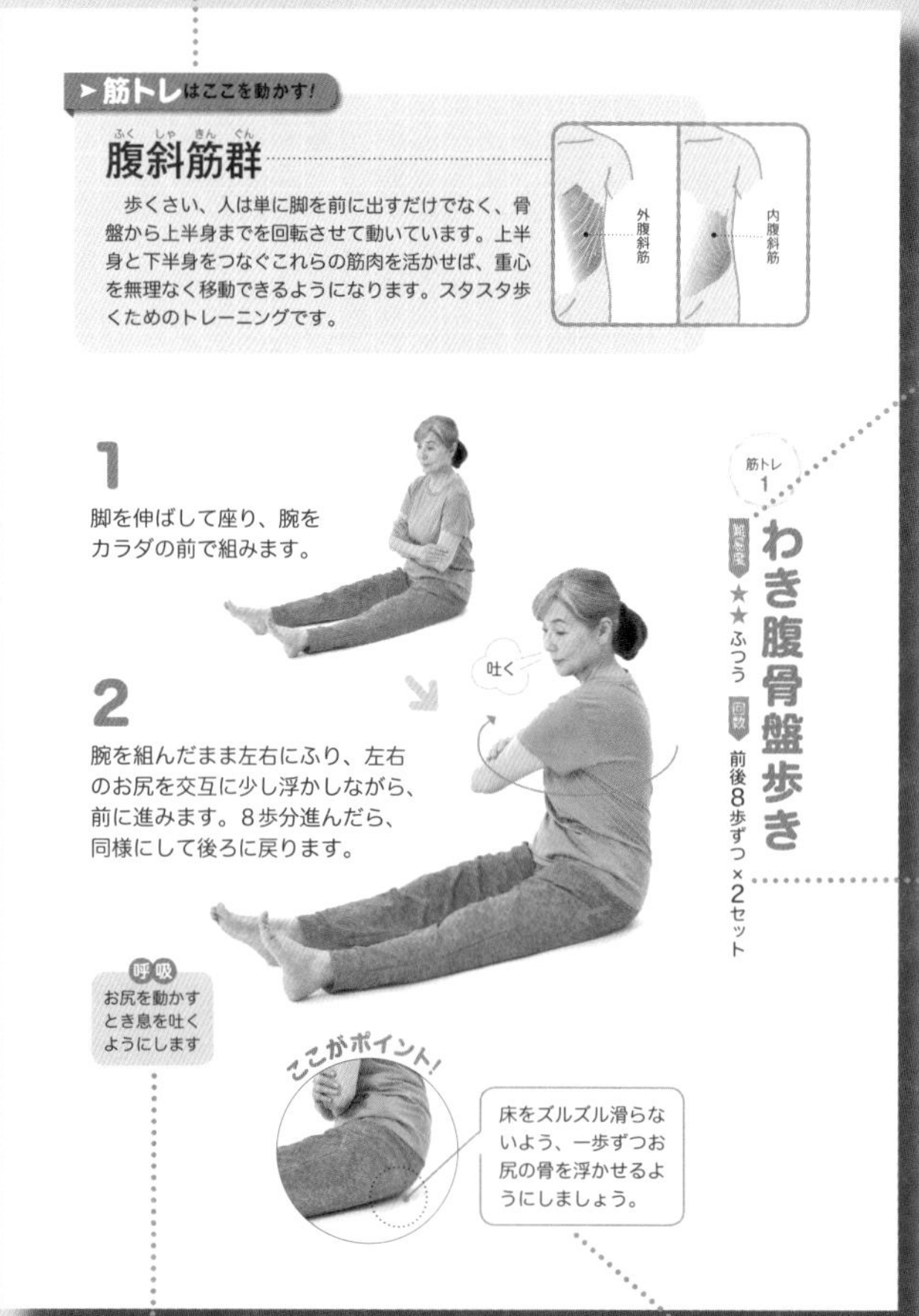
▶筋トレはここを動かす!

腹《ふく》斜《しゃ》筋《きん》群《ぐん》

歩くさい、人は単に脚を前に出すだけでなく、骨盤から上半身までを回転させて動いています。上半身と下半身をつなぐこれらの筋肉を活かせば、重心を無理なく移動できるようになります。スタスタ歩くためのトレーニングです。

筋トレ 1

わき腹骨盤歩き

★★ ふつう

前後8歩ずつ×2セット

1

脚を伸ばして座り、腕をカラダの前で組みます。

2

腕を組んだまま左右にふり、左右のお尻を交互に少し浮かしながら、前に進みます。8歩分進んだら、同様にして後ろに戻ります。

呼吸

お尻を動かすとき息を吐くようにします

ここがポイント!

床をズルズル滑らないよう、一歩ずつお尻の骨を浮かせるようにしましょう。

難易度

カラダへの負担の大きさや難しさを表しています。ほとんどのエクササイズが「やさしい」か「ふつう」です。

回数

あくまでも目標です。無理のない範囲で行います。

呼吸

呼吸をちょっと意識するだけで、効果が大きく変わります。

ポイント

とくに気をつけてほしい、エクササイズ中の重要な点を説明します。

Chapter 1

知って納得

どうしてストレッチと筋トレが元気に年を重ねるために欠かせないのか

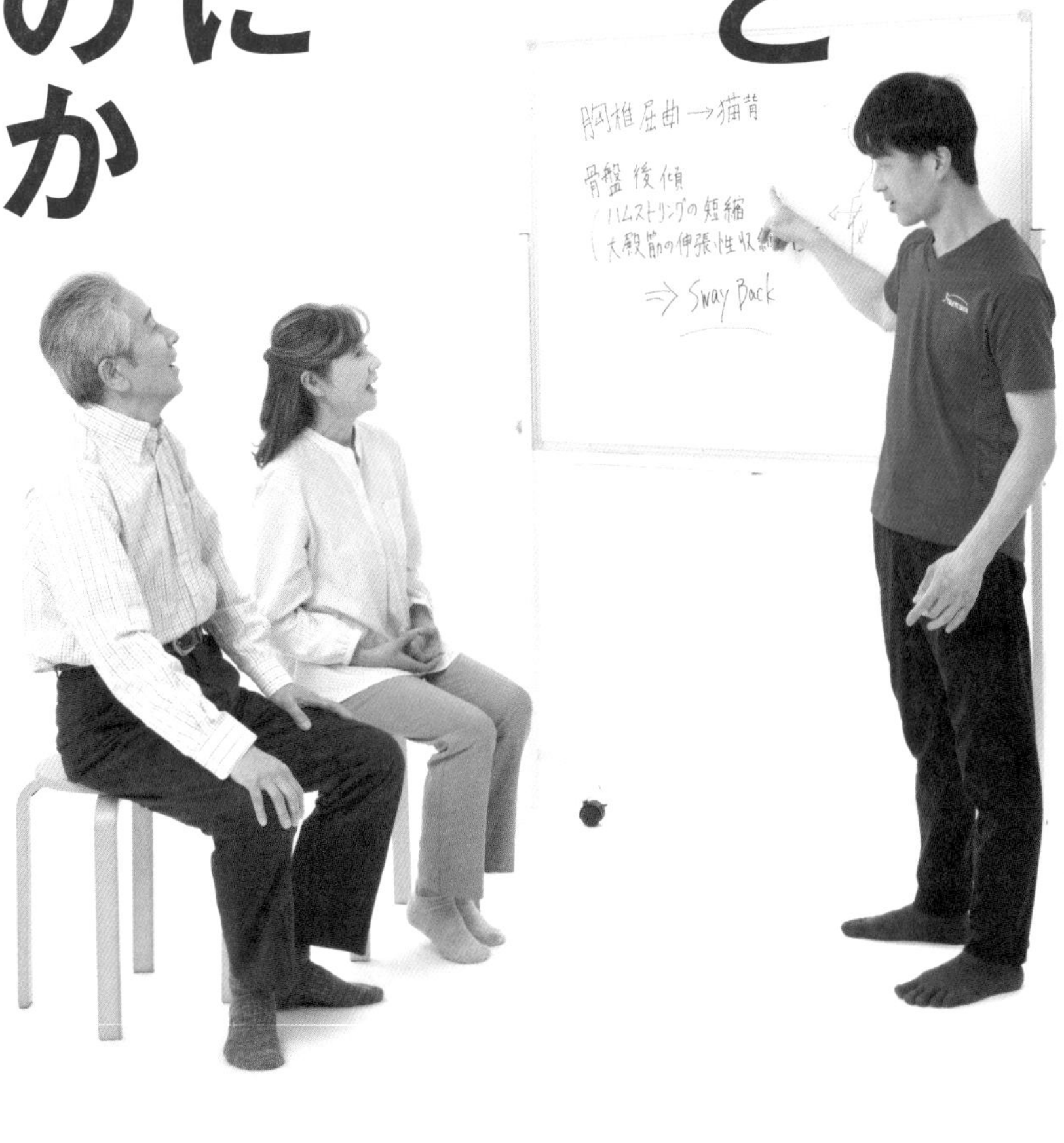

の4つの黄信号

当てはまるものがないか、チェックしましょう。

ささいな変化に要注意！

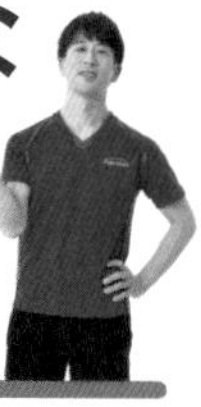

1 姿勢が若いころより悪くなった ☑

筋力が衰えたり、関節が変形すると、どうしても姿勢が悪くなってしまいます。とくに大きな影響を与えるのは、背骨（脊柱《せきちゅう》）です。背骨は、首の「頸椎《けいつい》」、胸の「胸椎」、腰の「腰椎」と、大きく3つに分かれています。

頸椎のまわりが衰えると、頭が前につき出ます。

胸椎のまわりが衰えると、背中が丸まり、いわゆる猫背に。

腰椎のまわりが衰えると、腰が丸まったり、おなかがつき出ます。

それぞれのパーツが本来の位置からずれてしまうことで、「見た目」が大きく変わってしまうのです。

たとえば、デスクワーク中心のライフスタイルを送ってきた方は、日常生活のなかで、カラダの前側の筋肉ばかり使ってしまい、背中側の筋肉を使わない時間が長かったのではないでしょうか。使わなかった筋肉は弱まり、それに伴って骨格の位置もじわじわとずれてきます。

姿勢にはその人のカラダの歴史が現れます。姿勢のよしあしで若々しさも変わります。**今、自分がどのような姿勢をしているかを意識することは、健康的な生活をたもつための第一歩なのです。**

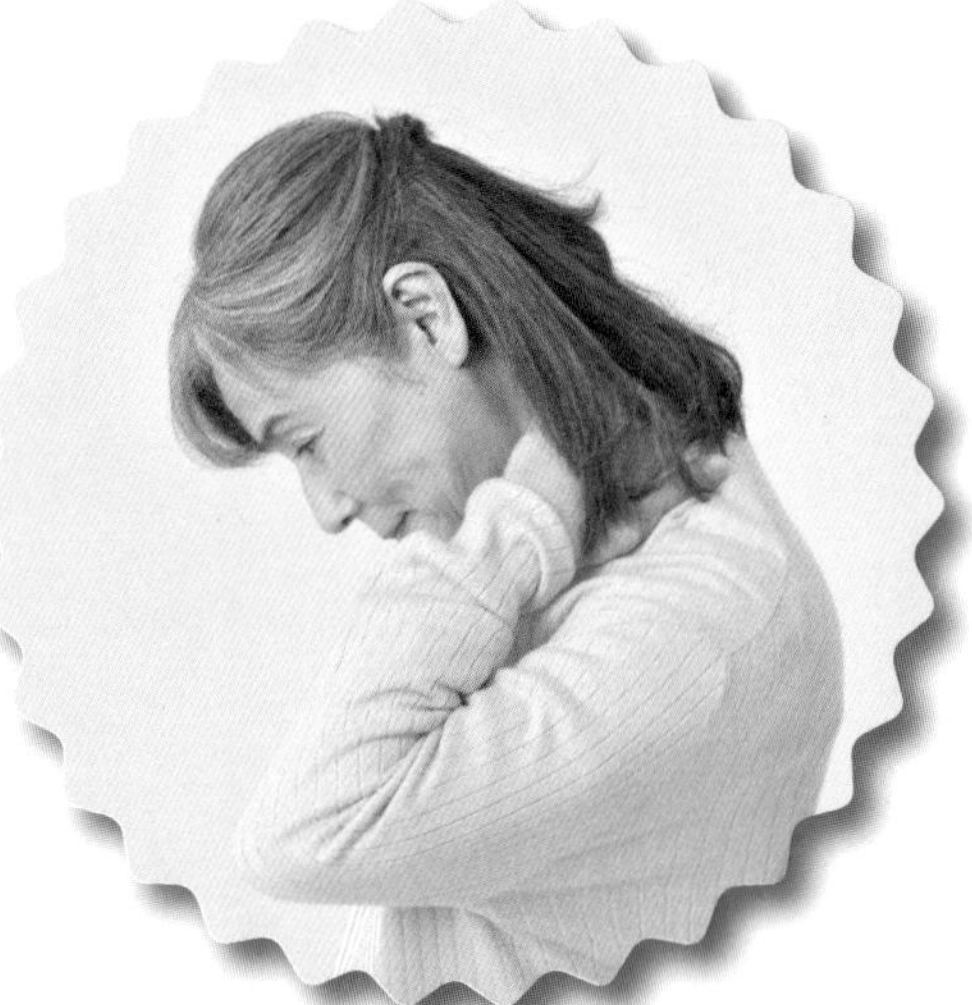

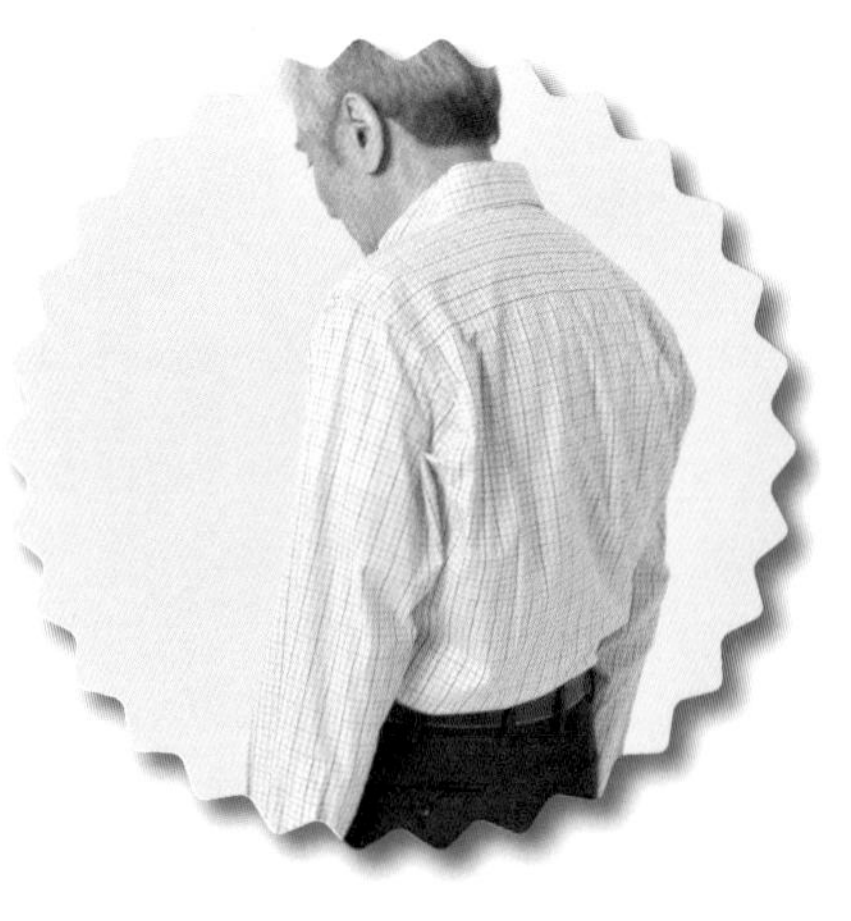

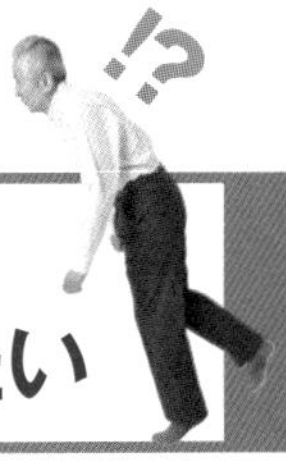

自立した生活を続けるために気づきたい カラダ

自分はまだまだ元気！ と思っている方でも、油断は大敵。

2 カラダが硬くて、うまく動かせない

「カラダが硬くなった」と自覚されている方もおおぜいいます。

カラダの硬さは、関節回りの筋肉の柔軟性が落ちたり、筋肉の柔軟性を使いこなす力が弱くなったり、関節そのものの形が変わったりすることで生じます。

柔軟性が落ちるというのは、筋肉が伸縮する動きが弱まっているということです。以前は前屈をすれば足先に指が届いたのに、できなくなってしまったというケースは多いのではないでしょうか。

また、柔軟性を使いこなす力が弱くなるというのは、カラダが動かし方を忘れてしまっているということです。たとえば、エスカレーターばかりを使っていると、股関節が動かしづらくなります。

長年、一部の関節に負荷がかかる生活を送ったり、加齢によって組織の「合成」が「分解」の速さに追いつかなくなると関節の形が変わってしまい、動かせる範囲が狭くなることも。

自身がここまで動かせるということを、もう一度、自分のカラダに伝えてあげましょう。

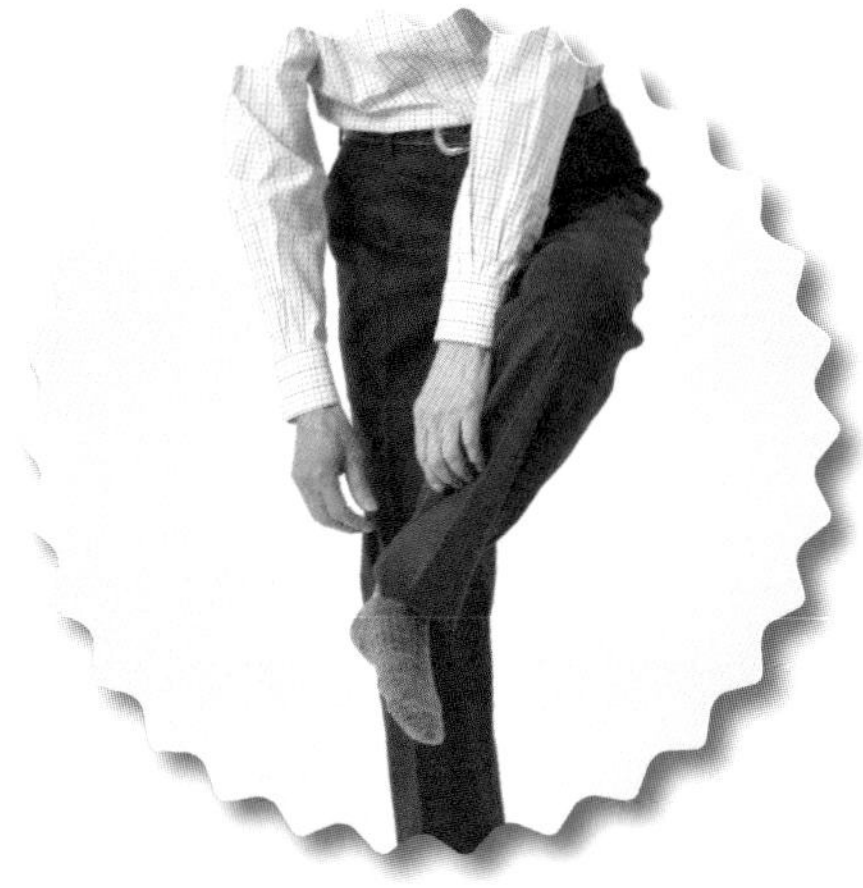

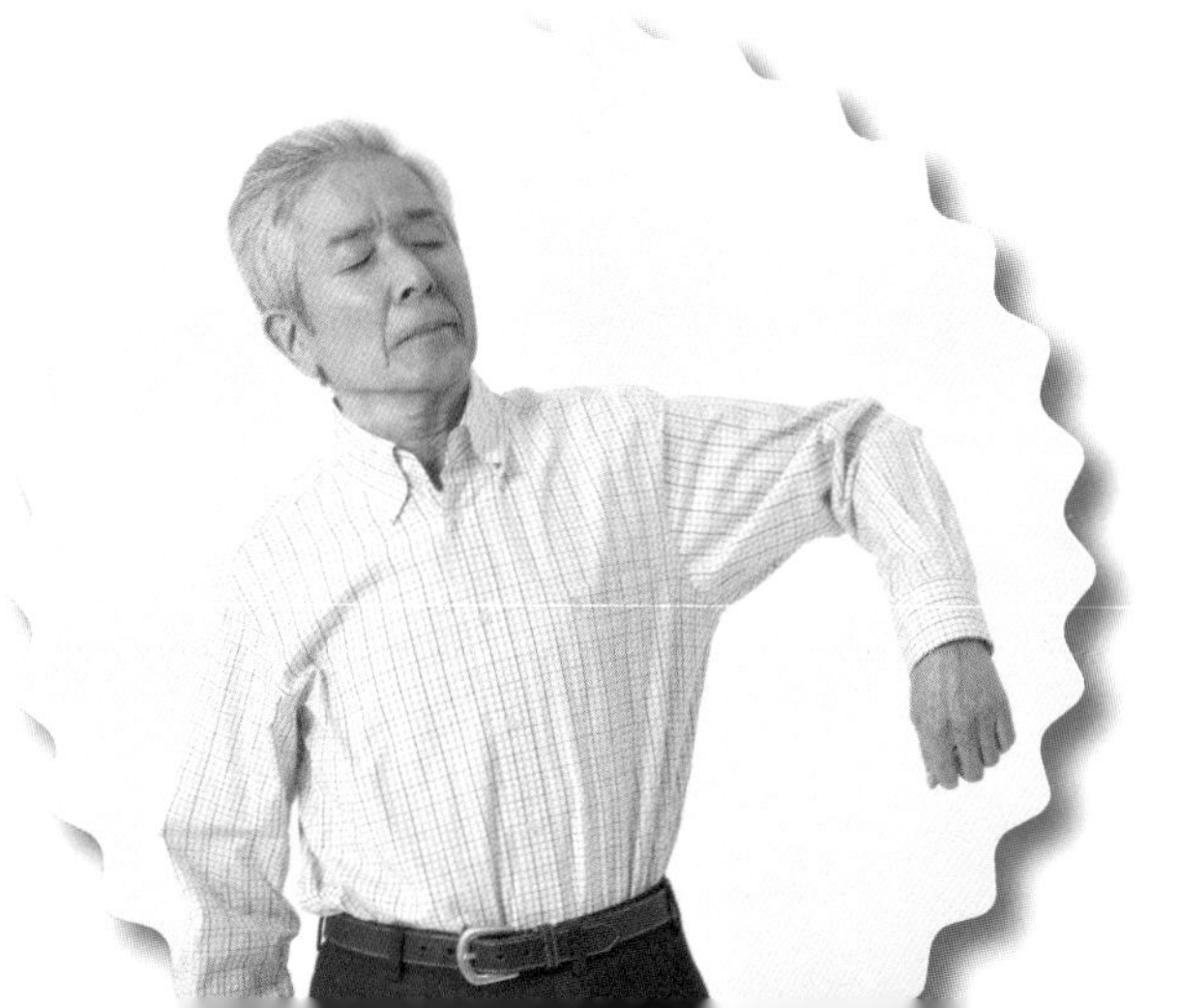

3 ちょっと動いただけで、すぐ疲れる

長時間の動きを続けられる「持久力」も、年齢を重ねると落ちやすいものです。

持久力は、「心肺持久力」と「筋持久力」の二つに分けられます。「心肺持久力」は、ようするに「息の上がりやすさ」です。20代、30代のころはどれだけ歩いても平気だったのに、年齢を重ねるとゼエゼエ息切れし、呼吸を整える回数が増えてくる。これは、酸素をとり込み、エネルギーに変換する力が弱まっているのです。

「筋持久力」はウォーキングなど同じリズムの動作を続けるときに発揮されます。ウォーキングを例にとると、足首やひざに、つねに一定の負荷がかかります。ふくらはぎや太ももの筋肉は休みなく働き続けます。やがて筋肉に疲労がたまり「ちょっと一休み……」となりますが、「筋持久力」が高いほど、休憩回数を少なくできます。

酸素をとり込んでエネルギーをつくる力と、動き続ける力を保つことで、日常生活の「疲れた」を軽減できるのです。

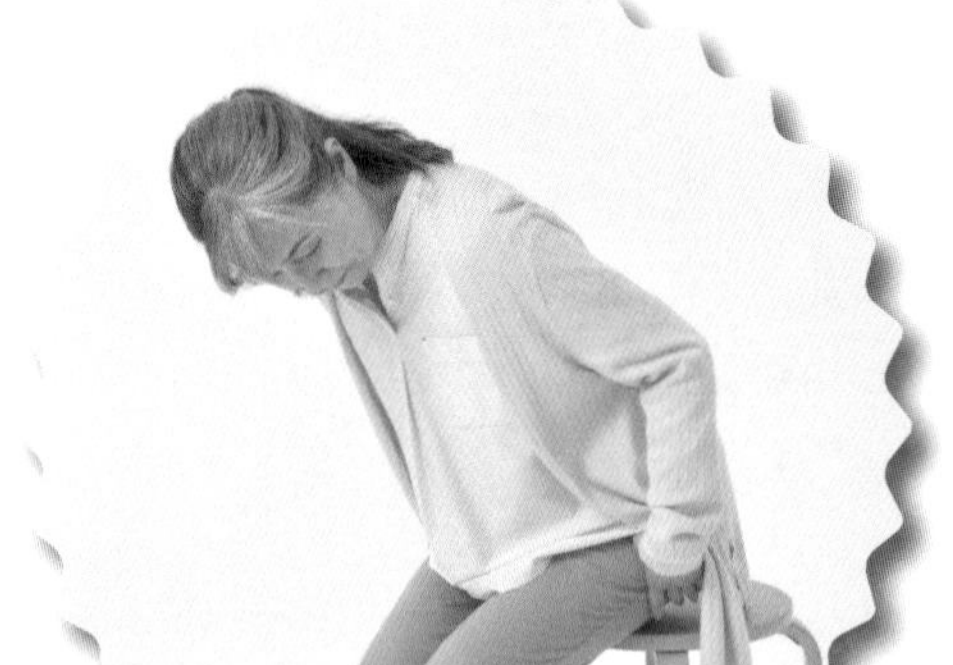

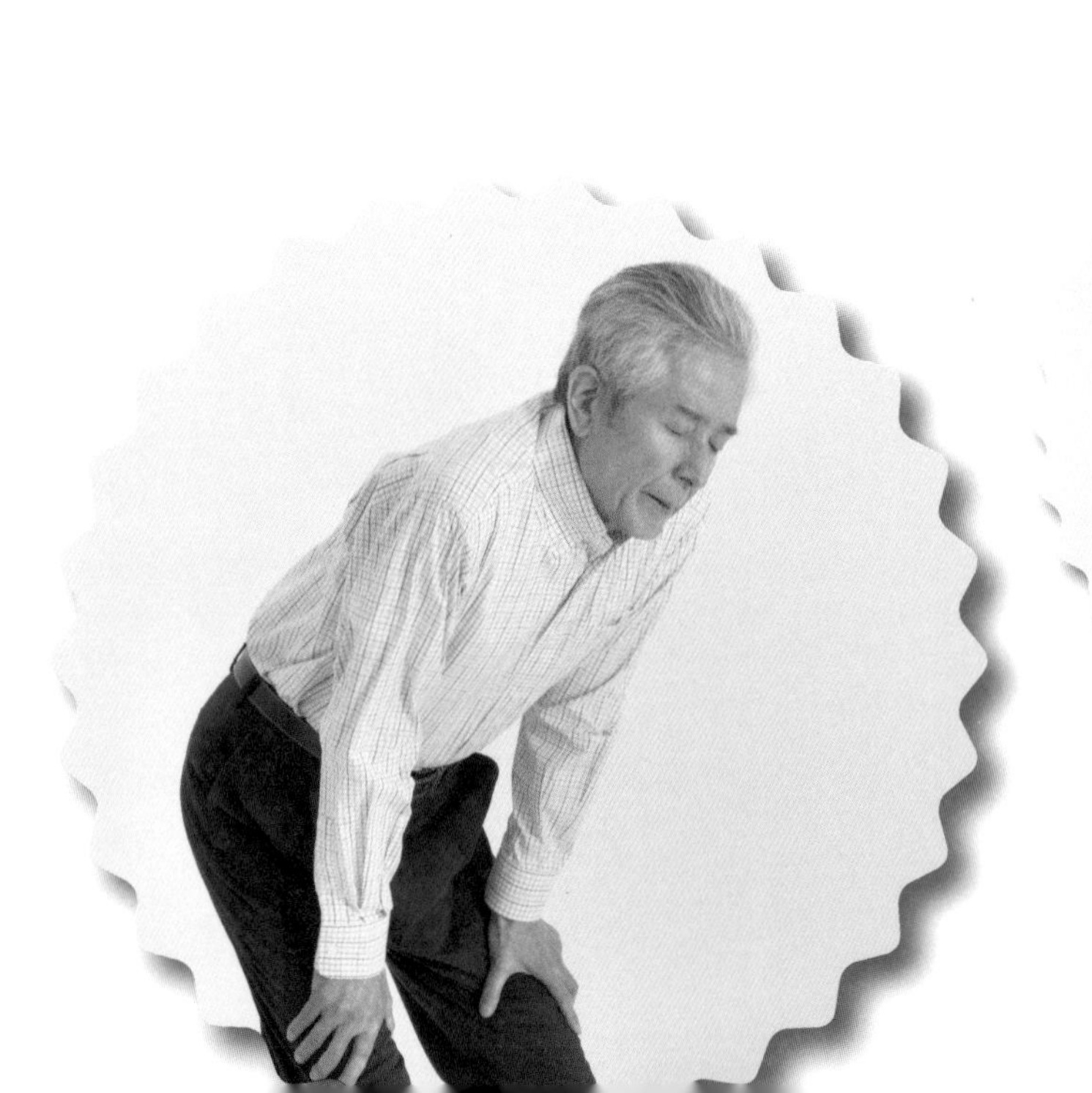

4 重い物を持ち上げられなくなった

筋肉の出せる力は、日ごろ、どの程度、力を使っているかで決まります。たとえば、日ごろからバーベルやダンベルなどを利用したウェートトレーニングを行っていれば筋肉が発達し、強い力を発揮できますが、あまり運動せず、筋肉を甘やかしていると、弱い力しか出せなくなってしまいます。

もちろん、単純に太くて大きな筋肉がよいというわけではありませんが、筋力の維持は、自分の体重を支え、人に頼らずに自分の好きなことができたり、好きなところへ行けるといった「行動力」につながります。

生理学から考えれば、年をとると筋肉の分解と合成の速度に差ができ、筋肉の量が減り、カラダの反応速度が遅くなるのは自然なことです。

しかし、**適切なエクササイズを行えば、筋力が弱まるスピードをゆっくりにすることができるのです。**

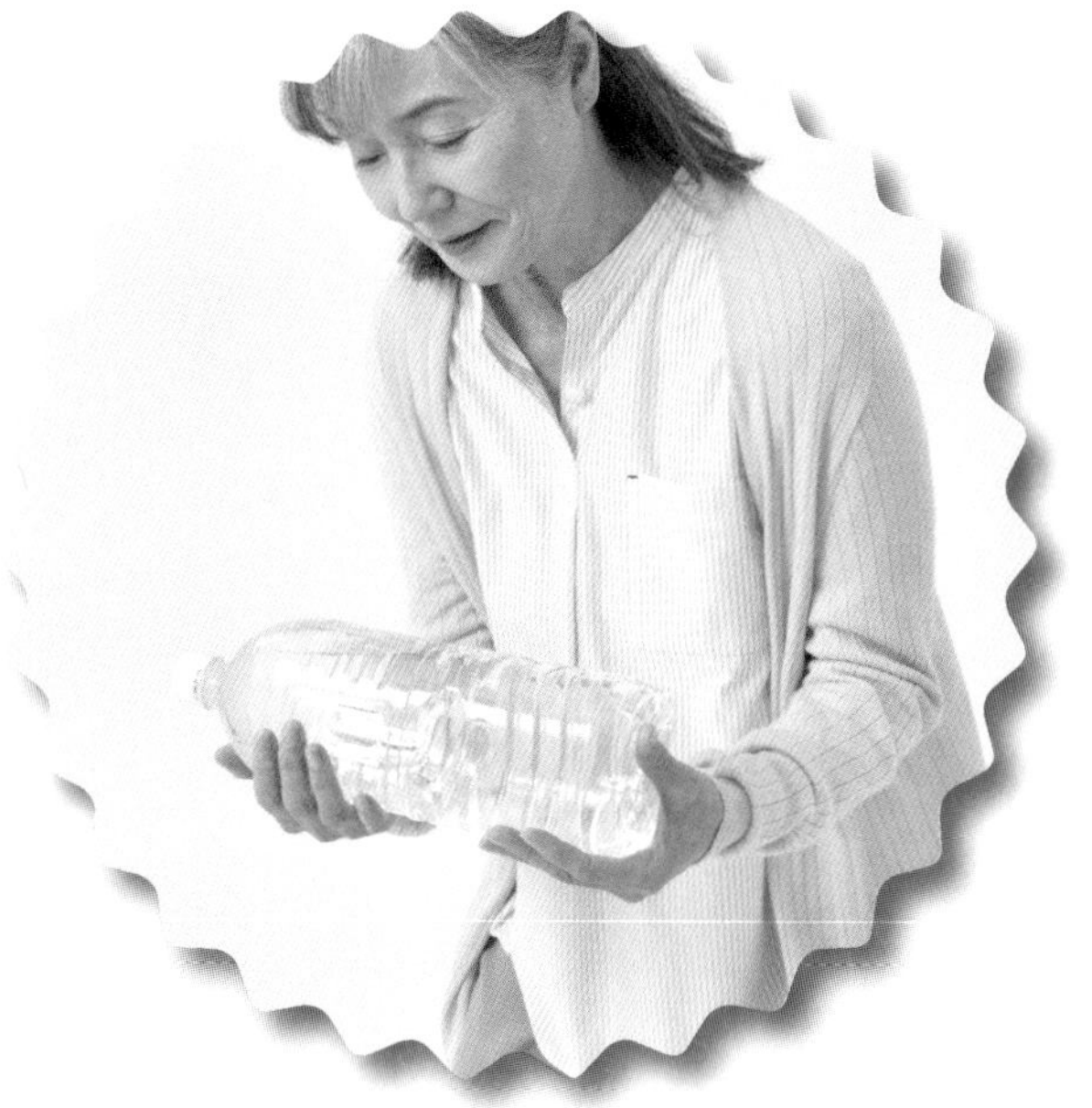

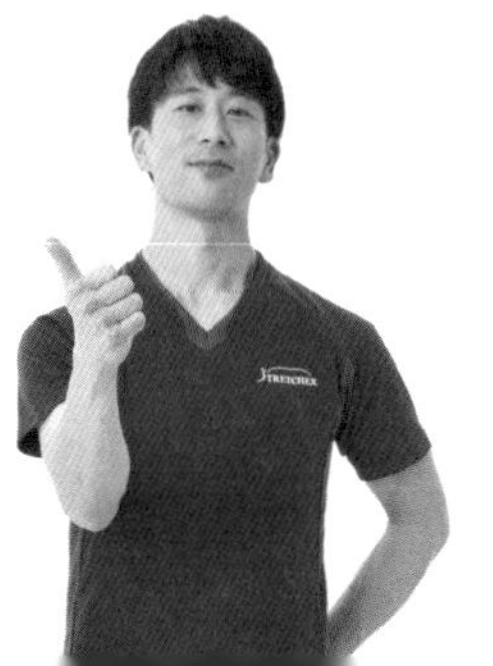

ストレッチ・筋トレで、いきいきとした生活が続けられるようになる

6つの理由

カラダに適したストレッチ・筋トレを続ければ、自立した暮らしを送るための、カラダにいい変化が少しず〜つあらわれます。

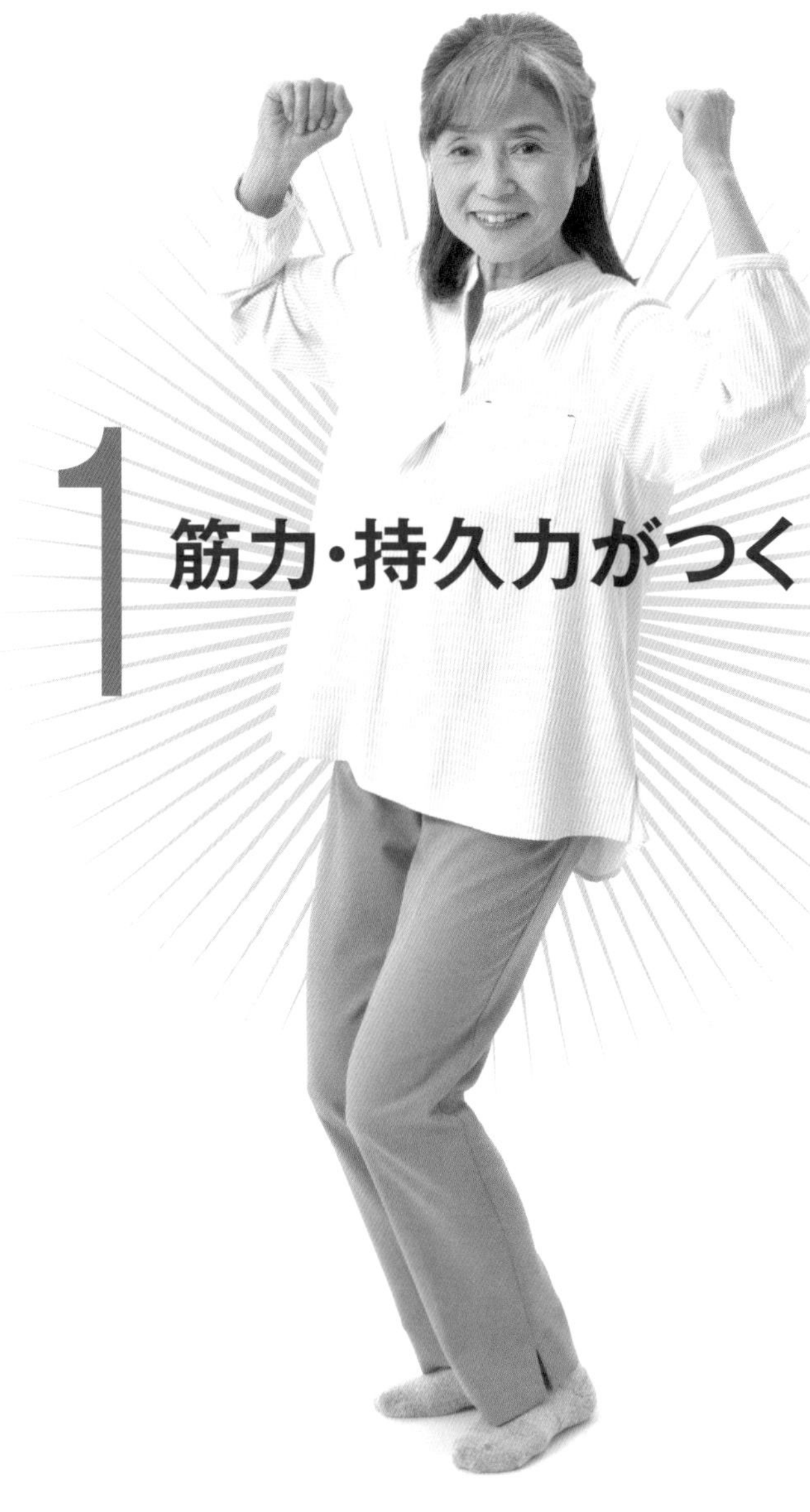

1 筋力・持久力がつく

筋トレをすると、筋肉の繊維に負荷がかかり、細かな傷がつきます。それを修復するさい、筋繊維は太く、大きくなります。また、筋肉が力を発揮するさいは、まず、カラダがそのためのエネルギーをつくります。トレーニングを始めたばかりのころは、つくれるエネルギーの量が少なく、すぐに疲れてしまいますが、続けるにつれ、疲れを感じなくなってきます。

一方、ストレッチはカラダを柔らかくするためのものですが、じつは筋肉の発達にも効果的です。カラダが柔らかければ、血の流れもよくなり、全身に効率よく酸素などのエネルギー源が運ばれます。

いったん筋力や持久力に余裕ができれば、**いつも感じていた「なんとなく疲れている……」もなくなって、日常生活が楽になりますし、転びそうになったときに、とっさに筋肉で支えられれば、ケガもしづらくなります。**

2 関節がよく動かせるようになる

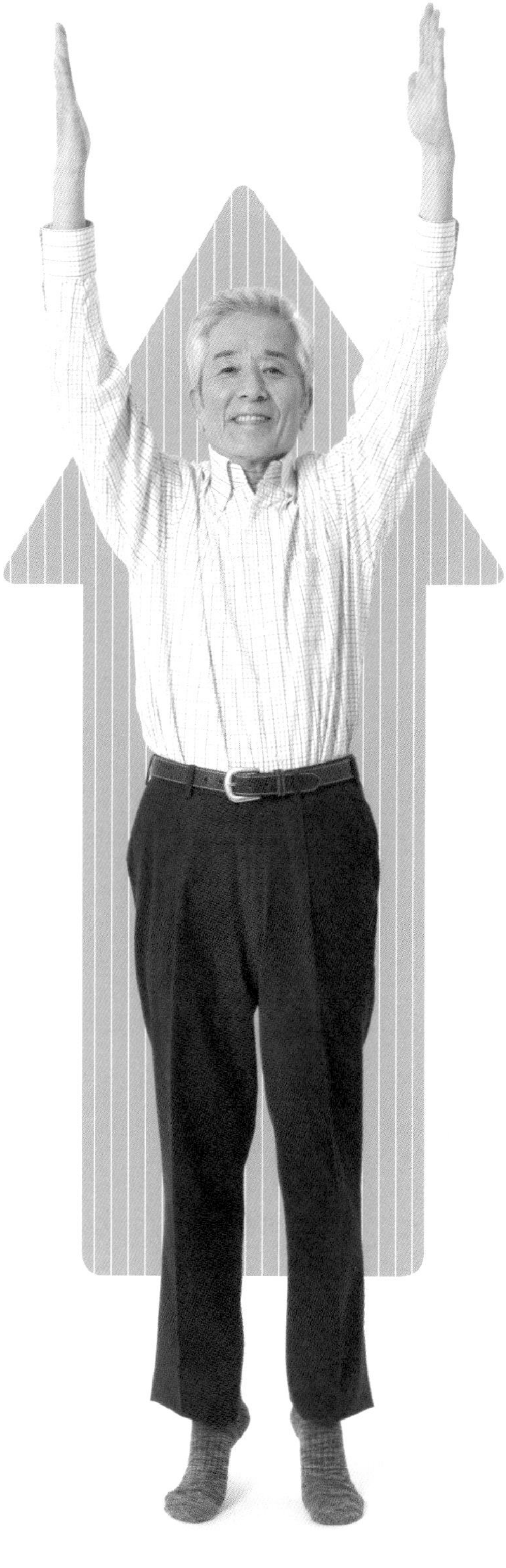

人間の関節には、骨と骨をまたいで筋肉（じん帯）がついており、伸びたり、曲がったり、大きく回ったりといった動きをします。伸びるための柔らかさが低下したり、曲げる力が弱くなれば、当然、動かせる範囲は狭くなります。この現象に年齢は関係ありません。若い人でも関節の「硬さ」に悩む人はおおぜいいるのです。

一日中座り仕事をしていて立つことがほとんどなかったり、電車のつり革より上に腕を上げることがなければ、それ以上可動域は広がりません。筋肉やじん帯などの組織は硬くなり、カラダは「可動域は狭くてもいい」と覚えてしまいます。

ストレッチによって、「狭くていい」となってしまった組織を、もう一度伸ばし、可動域を広げましょう。

関節がなめらかに、十分に動かせるようになれば、動きのなかでの無理が減り、ケガの防止にもつながります。

3 姿勢が崩れなくなる

「姿勢」とはなんでしょうか？　ひと言でいえば、「重力に対してカラダがとる形」です。

適切な姿勢をとるには、しっかりした筋肉の働きが欠かせません。仮に、脚の筋力が弱くなっていれば、椅子から立ち上がるときにお尻を上げる姿勢をうまくつくることができず、無理な体勢のまま立とうとすることになります。

右の二つの写真の①から⑤を見比べてください。これらの数字が一直線に並んでいるほど、カラダへの負担が少なくなります。たとえば、①と②が前後にずれていると、頭を支えるための首や肩の負担が大きくなります。

崩れた状態を、長年放っておくと、カラダはそれがふつうの状態だと捉えます。やがて、関節も硬くなり、「適切な姿勢」をとりづらくなります。

ときどきでもよいので、頭が前に出ていないか？　腰が突き出していないか？　とチェックして、まずいなと思ったら、**ストレッチ&筋トレで、関節の柔らかさをとり戻し、弱った筋力も回復させて、適切な姿勢に近づけましょう。**

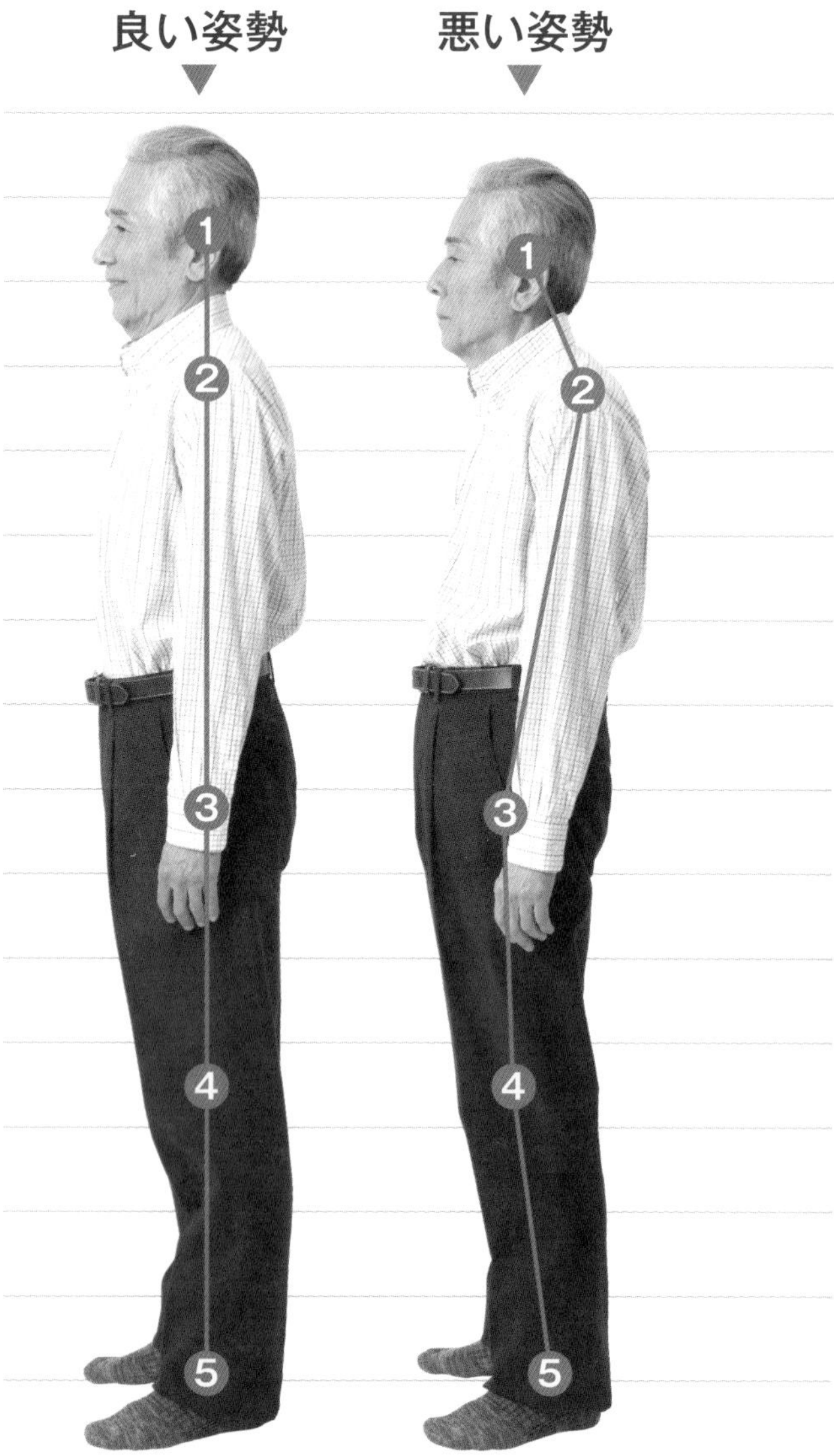

①耳、②肩峰、③大転子、④ひざ、⑤外果の位置がそろい、余分な力を使わずに、負担なく支えられています。

筋肉が衰え、骨格を支える力が弱くなると、①から⑤がまっすぐそろわなくなり、猫背になったり腰が反りすぎるなど、負担のかかりやすい姿勢になります。

4 カラダの使い方を思い出せる

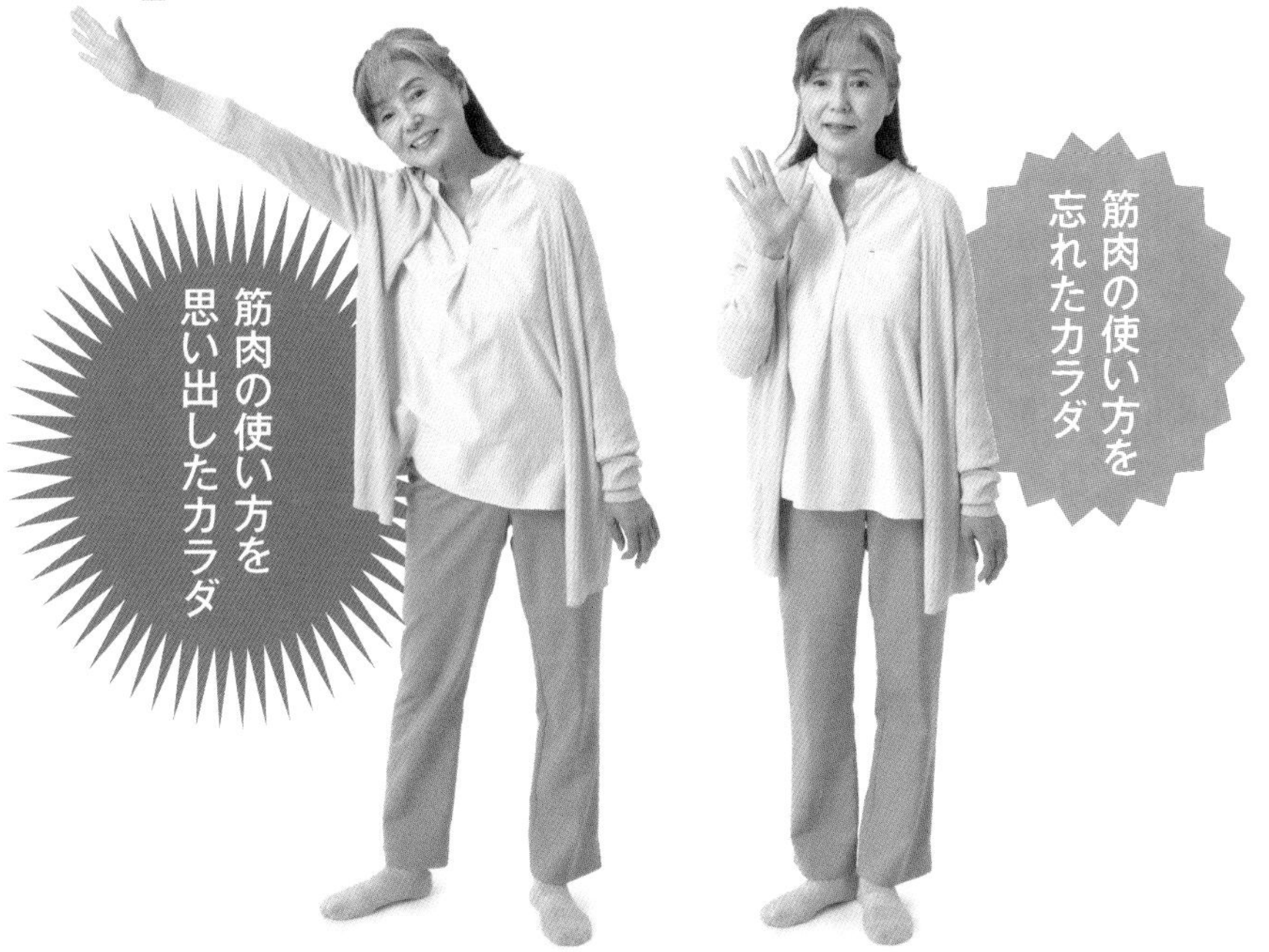

筋肉はたくさんの「筋繊維」が集まってできています。骨にくっついている筋肉が伸び縮みすることで関節が動き、物をつかみ、持ち上げ、落とさないように支えるなど、複雑な動作を行うことができるのですが、じつは、人体は筋繊維のすべてを使い切っていないといわれています。

　理由のひとつは、あらゆる動作に対して筋繊維をすべて使っていると、発揮される力に耐えられず、カラダが壊れてしまうから。もうひとつは、使わなくてもすむような生活を続けるうちに、カラダが使い方を忘れてしまったからです。日常動作にはわずかな筋繊維を動員するだけで十分だと、インプットされてしまうのです。

ストレッチと筋トレで、使われなくなった筋繊維を目覚めさせましょう。コツは、カラダの各部位の筋肉の動く方向を感じ取るよう意識することです。

　ストレッチでは、筋肉の伸び具合をイメージしつつ、どの程度関節が広がっているかを感じます。筋トレでは、どの程度筋肉に力を入れれば、思った通りにカラダを動かせるのか、物を持ち上げられるのかを把握しましょう。

5 不《ふ》定《てい》愁《しゅう》訴《そ》を改善できる

不定愁訴とは、病気やケガといったはっきりした原因がないのに、なんだか疲れやすい、肩がこる、腰が痛い、といったカラダの不調があらわれることです。

不定愁訴の原因のひとつに、「姿勢」や「関節の動き」があります。たとえば、猫背がひどい人は、頭が前の方に出るので、それを支えるために首から肩にかけての筋肉を使います。筋肉は酷使されるとこわばり、血の流れが滞ります。そこに疲労物質が溜まり、「こり」や「痛み」となるのです。

また、関節の「よくない使い方」にも注意が必要です。関節がこわばり、動かし方が悪いと、組織に負担がかかり続け、気がつけば鈍痛を抱え込んでいる、といったことが起こります。

ストレッチや筋トレを行うと、姿勢の崩れが修正され、血液の流れがよくなり、関節の「正しい使い方」を思い出すことができるので、結果的に不定愁訴も改善されます。

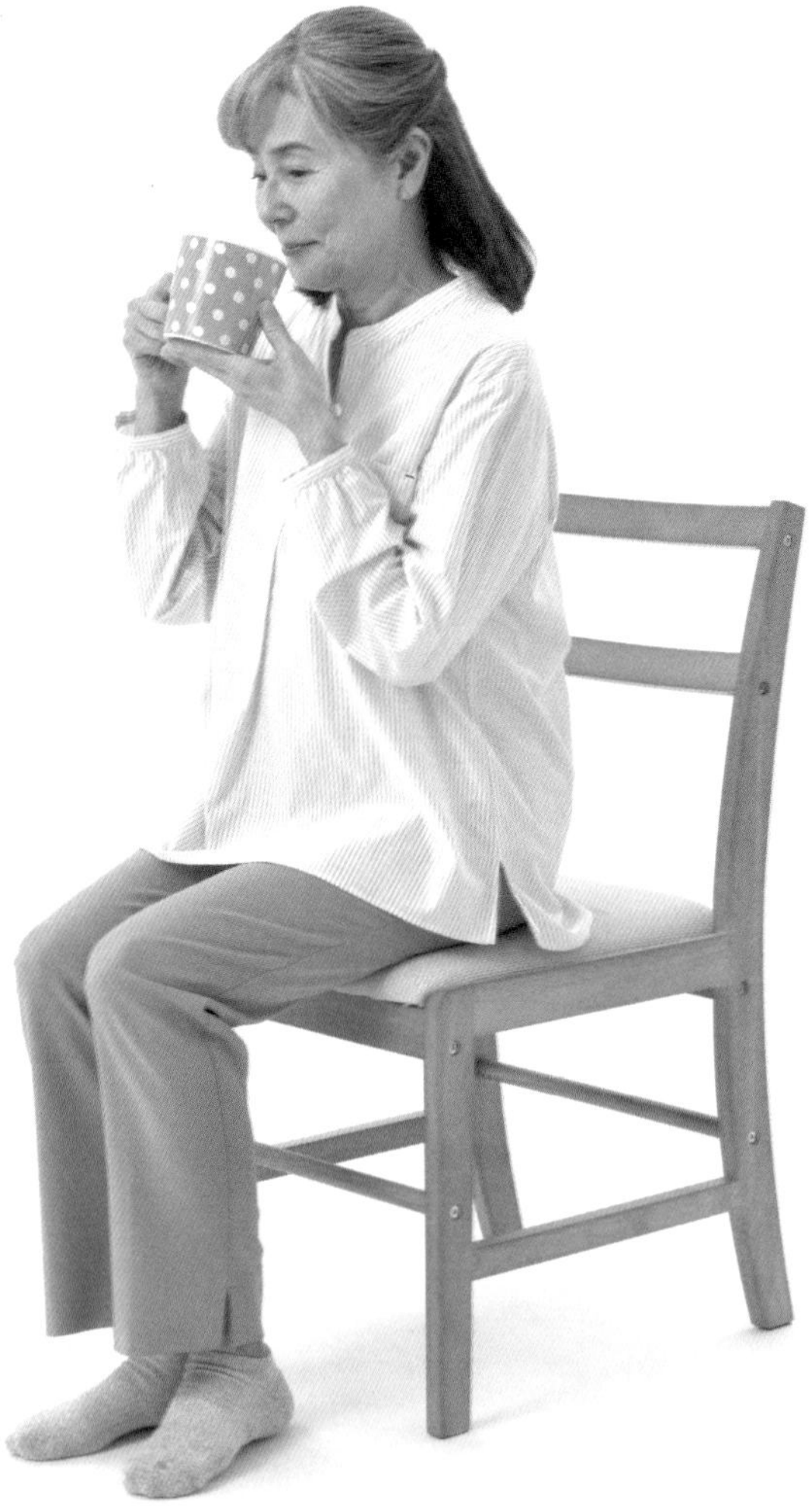

6 生活習慣病や熱中症を予防できる

筋肉が硬くなると血管が圧迫されるので、「高血圧」になりやすくなります。血圧が高いと血管に負担がかかるので、動脈硬化のリスクが上がります。その改善にひと役買うのがストレッチです。**ストレッチで筋肉が柔らかくなると、血管が広がり、血圧の上昇が軽減される**のです。

ストレッチ・筋トレは「高血糖」の改善にも効果があります。筋肉を動かすと、体内の糖がエネルギーとして消費されます。血糖値の高さが気になる人は、積極的に運動をとり入れるべきでしょう。**ストレッチ・筋トレで筋肉の量が増えれば、日常レベルで使われる糖も増え、余分な糖がたまりづらくなります。**

また、生活習慣病以外に、「熱中症」予防にもつながります。年齢を重ねると、温度に対する感覚が鈍くなるため、熱中症にかかりやすくなります。そこでたいせつなのが筋肉の量。**筋肉はタンパク質と水分でできており、その水分で汗をかいて体温を調節します。日常的に運動をして、汗をかきやすくする**ことが大切です。

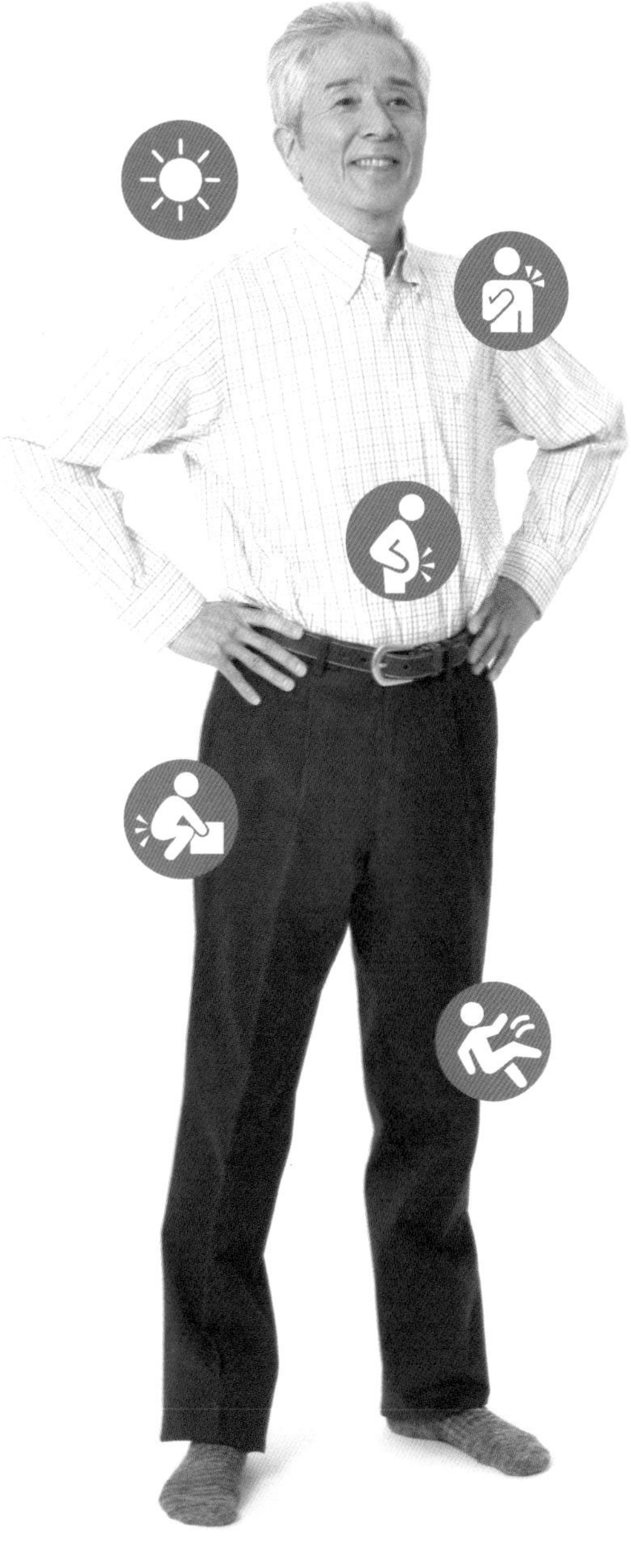

ストレッチと筋トレの ルールとポイント

安全に運動するために、注意すべきポイントをまとめました。
かならず確認して、無理のないようにとり組みましょう。

始める前に

ルール 1　体調を確認する

- まだ運動していないのに、動悸・息切れがする。
- 血圧が高い（＝息が止まるような感じがある）。
- なんだか眠い。※
- カラダがだるい、痛い。

ひとつでも当てはまったら、また明日にしましょう

※ 眠気が強いと、自分ができる範囲を超えた動きをしてしまい、関節や筋肉に無理が生じます。

ルール 2　安全に運動できる場所・服装で

ストレッチも筋トレも、手脚を大きく動かします。運動するさいは、しっかりとスペースを確保して、周囲にぶつかったりするものがないように。床が滑りやすくないか、温度や湿度が問題ないかといったチェックも必要です。服装はカラダを締めつけず、呼吸しやすいものを。椅子を使う運動では、安定した椅子を使いましょう。

ルール 3　水分補給に気をつける

カラダを動かすときは、こまめな水分補給を心がけましょう。脱水症状を予防できます。

◆より安全に行うために ストレッチのポイント◆

1 反動をつけずに動かす
2 伸びる感覚は少しずつ強める

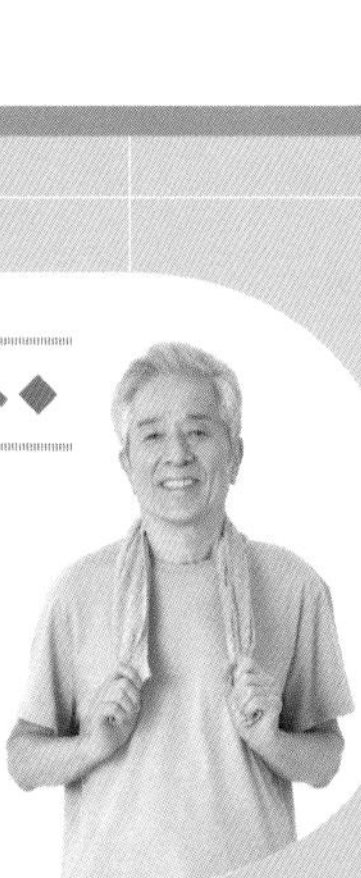

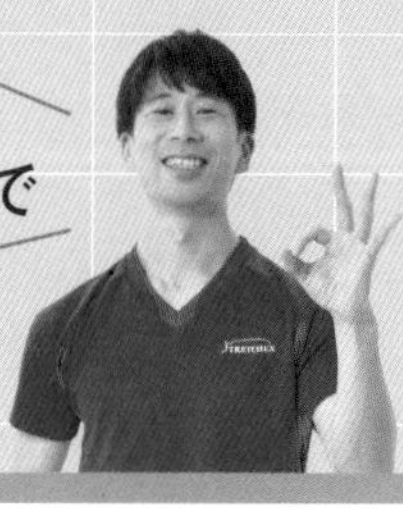

ルール 4

医師に確認する

持病やケガなどで通院中の人は、ストレッチや筋トレを始める前に、かならず医師に相談しましょう。

運動中に

ルール 5

違和感を覚えたら、やめる

強い痛みを感じたら、すぐにやめます。無理はケガにつながるので注意しましょう。

ルール 6

呼吸し続ける

力を入れるときに呼吸を止めると、筋肉から出る力は大きくなりますが、血圧も上昇します。基本的に、運動中も呼吸は続けましょう。呼吸については、各運動の「呼吸」欄を参考にしてください。

ルール 7

がんばりすぎない

どの動きも「気持ちよくできるところまで」で十分です。運動時間も同じで、「ほどよい疲れ」程度で終わるのが、健康にいちばんです。

◆より安全に行うために **筋トレのポイント**◆

1. 反動をつけずに動かす
2. 動かしている部分を意識する
3. 関節は伸ばし切る手前で止める

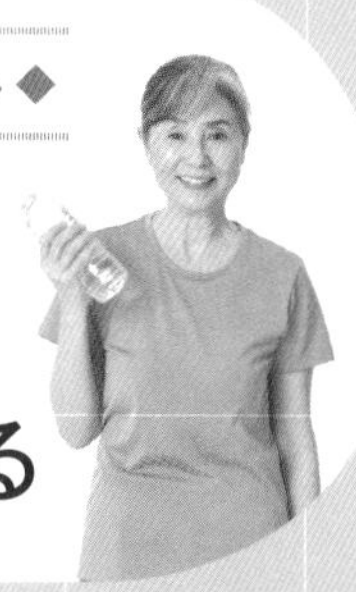

ストレッチと筋トレの違い

　ストレッチはじん帯や腱、筋肉などの伸ばせる範囲を広げて、カラダの柔らかさをアップさせるものです。筋トレは、筋肉にいつも使っている以上の負荷をかけて、量を増やし、出せる力や持久力を高めます。どちらも最初のうちは、あまり大きな動きはできないかもしれませんが、続けるほどに動かせる範囲は広がり、力がつき、疲れにくくなります。ストレッチの方が、運動していて気持ちよく続けやすいので、運動不足の方、体力に自信のない方は、**まずストレッチで動かせるカラダをつくってから、筋トレにチャレンジするのがよいでしょう。**

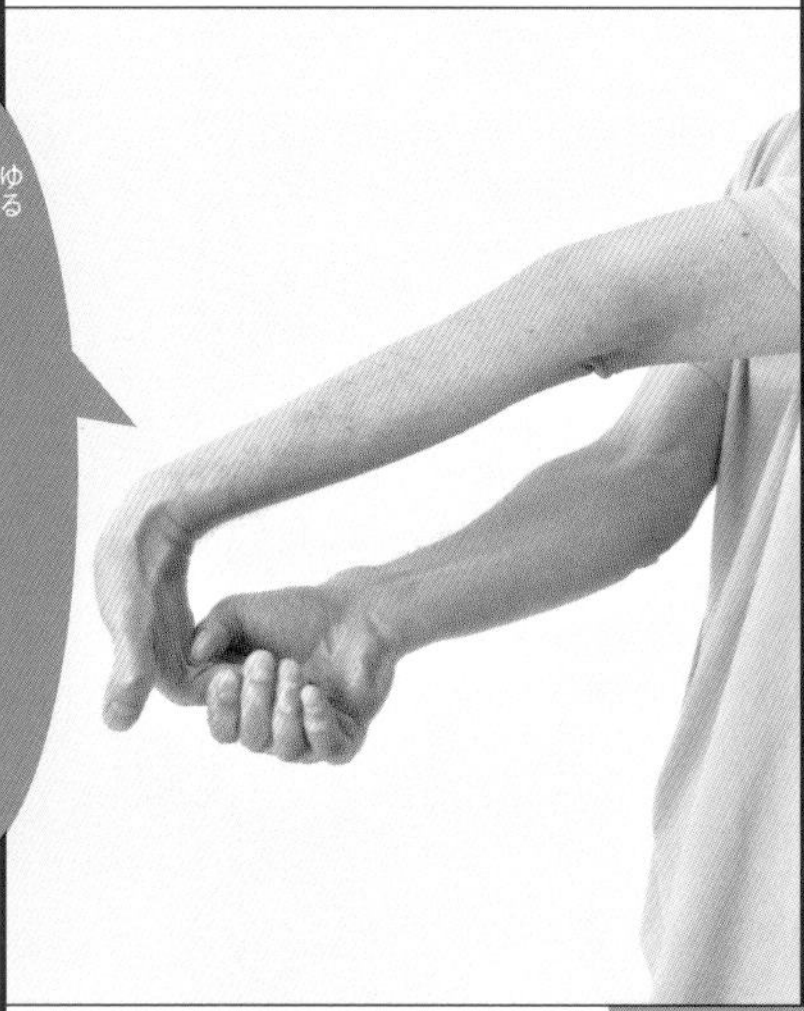

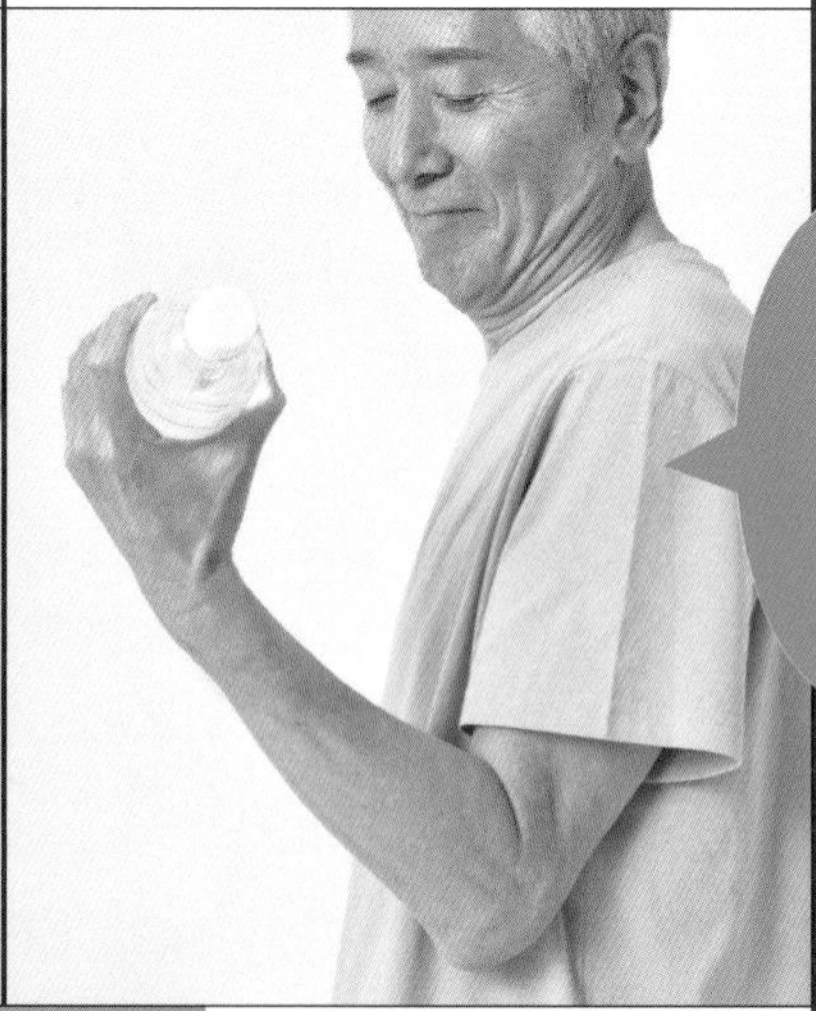

ストレッチ		筋トレ
柔軟性を高める	目的	筋力・持久力を高める
ゆっくり筋肉を伸ばす	方法	動かして負荷をかける
低い	運動強度	高い

Chapter
2

朝起きてから買い物するまでの動作をスムーズにこなし続けるための48の運動

ゆる〜く
チャレンジ！

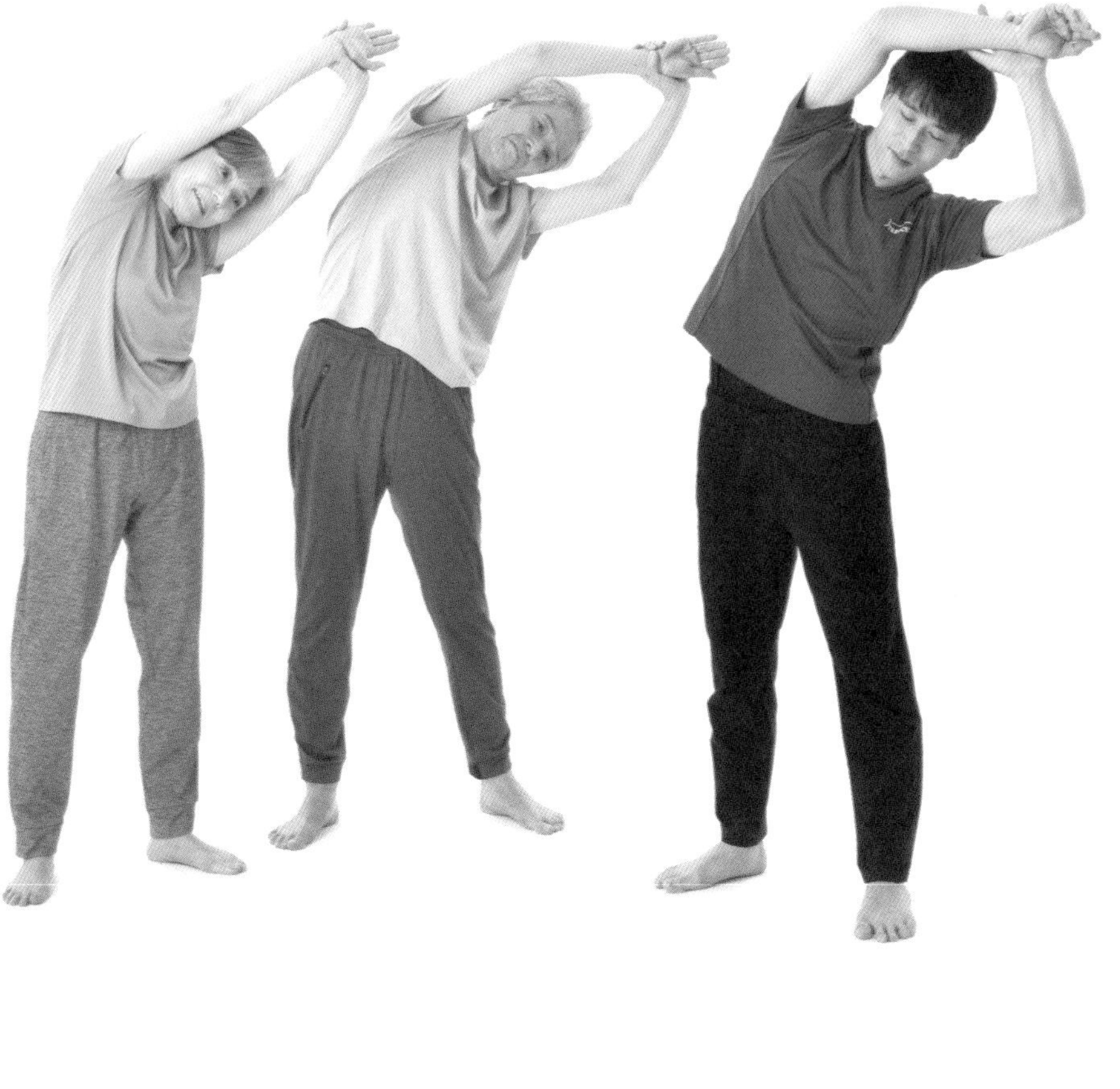

「買い物」できるカラダで ず～っと自立した生活を

人気テレビ番組「はじめてのおつかい」で子どもの姿を見て感動したことがある方も多いでしょう。この番組をよく見ると、**「一人で外出して買い物を完結する」という一連の行為は、買い物だけにとどまらない、「自立した生活」を過ごすうえで必要不可欠な動作の連続で成り立っている**ことに気づきます。

長い距離を歩き、買い物かごを持って、カラダを伸ばして商品を棚から取り、店員さんとやりとりして、細かい硬貨をレジに出し、重い荷物をがんばって家まで持って帰る。**「買い物」ができるということは、「自立」していることのひとつの目安**なのです。

逆にいえば、一人で「買い物」に関わる動作が楽にできる、ということは、日常生活において「いつまでも健康的で豊かな生活」を送ることに役立ちます。

そこで、本書ではＡＤＬ※1とフレイルチェック※2に基づき、朝起きてから、外に出て、店に移動し、買い物するまでの動作をシーン別に抽出。それぞれの動作が難しくなる原因と、それを解消するためのストレッチと筋トレのプログラムをそろえました。

初めから順番にしてもよいですし、気になっている動作だけをしてもかまいません。それぞれストレッチ2種、筋トレ2種の構成ですので、運動は久しぶりだな、という方は、ストレッチから始めるのがよいでしょう。

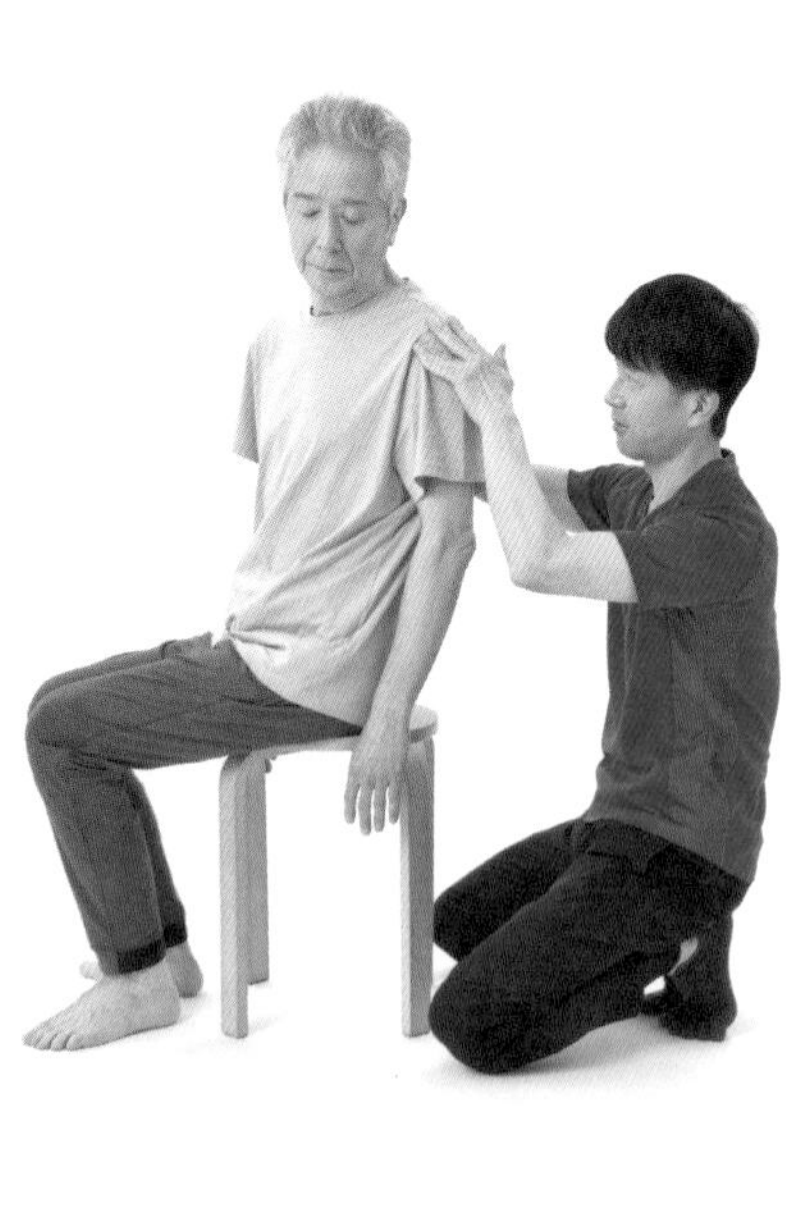

※1 日常生活動作（Activities of Daily Living）の略で、日常生活を送るために最低限必要な動作を指す。高齢者の身体能力や日常生活レベルを図るための指標として用いられる。

※2「フレイル」とは健康な状態と要介護状態の中間を指す概念。定められたプログラムに沿って定期的に確認し、日常生活を見直すことで、要介護状態の予防につながるとされる。

家事の合間や寝る直前に
するのもおすすめです

順番に挑戦しても、自由に組み合わせても

目的別 ストレッチ・筋トレガイド

買い物中の動作	移動中の動作	お出かけ前の動作
9 高いところの物を楽に取れるように 難しい動きもありますが、効果はバツグン！ バランスを崩さず、カラダを上方向に伸ばせるようになります。 ➡p.60～63	**5 息切れしづらいカラダに** 腹筋のほか、肩回りも動かします。「肩で息をする」というように肩も呼吸に関わっています。 ➡p.44～47	**1 寝返りをしやすくする** カラダを十分ひねるために、体幹回りの可動域の広さと筋力をアップしましょう。 ➡p.28～31
10 つかんだ物を落とさないように 腕と手のひらを伸ばし、鍛えます。無意識に楽して動かしがちな部位なので、意図的な運動が機能維持には欠かせません。 ➡p.64～67	**6 歩行の安定感を取り戻す** 脚回りはもちろんですが、見過ごされがちな上半身の運動も行って、重心の移動をなめらかにします。 ➡p.48～51	**2 床から立つとき転ばないカラダに** 脚回りの筋肉を鍛えつつ股関節の自由度を上げてバランス力を高めます。 ➡p.32～35
11 荷物を気軽に持ち上げられるように 肩や腕のほか、背中と太ももを動かします。物を持つだけでなく、扉や引き出しの開け閉めも楽になります。 ➡p.68～71	**7 階段を楽に上り下りできるように** 股関節回りを中心に、体幹付近の「強い筋肉」を使えるカラダをめざします。 ➡p.52～55	**3 上着の着づらさを解消する** 肩回りの小回りが効くようになりつつ、カラダ全体を大きく回せるようにしましょう。 ➡p.36～39
12 座りっぱなしにならないように 腰回りのほか、背中や肩など、カラダ全体の柔軟性を高め、筋力を上げます。元気よく立ち上がれるカラダに！ ➡p.72～75	**8 猫背にならないように** 主に胸と背中の筋肉を動かします。すらりとした立ち姿をとり戻しましょう。 ➡p.56～59	**4 靴をすいすい履けるように** 足の裏の筋肉や関節など、日ごろあまり意識しない部位をコントロールする力をとり戻します。 ➡p.40～43

お出かけ前の
動作を
スムーズに
①

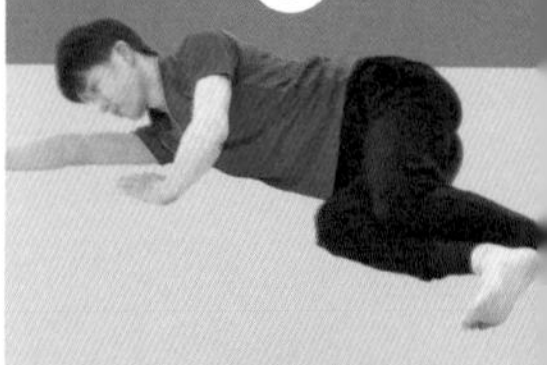

寝返りをしやすくする

一日の始まりは寝返りして起きるところから。子どものころのように自由自在に転がれるカラダをめざしましょう。

ストレッチ
1

Cの字ストレッチ

難易度 ★やさしい　回数 左右10秒ずつ×2セット

▶ストレッチはここを動かす!

腰《よう》方《ほう》形《けい》筋《きん》

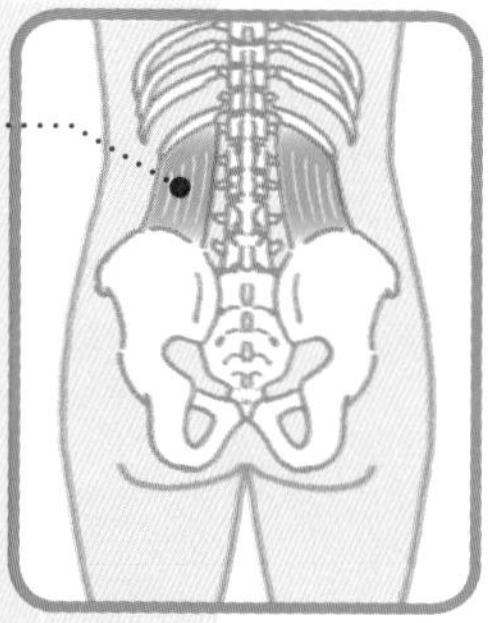

人の背骨は、回転する構造になっています。この腰方形筋がきれいに動き出せば、腰から背骨までがなめらかにくるりと回ります。腰痛にも深く関係する筋肉なので、ストレッチで柔らかさを保ちましょう。

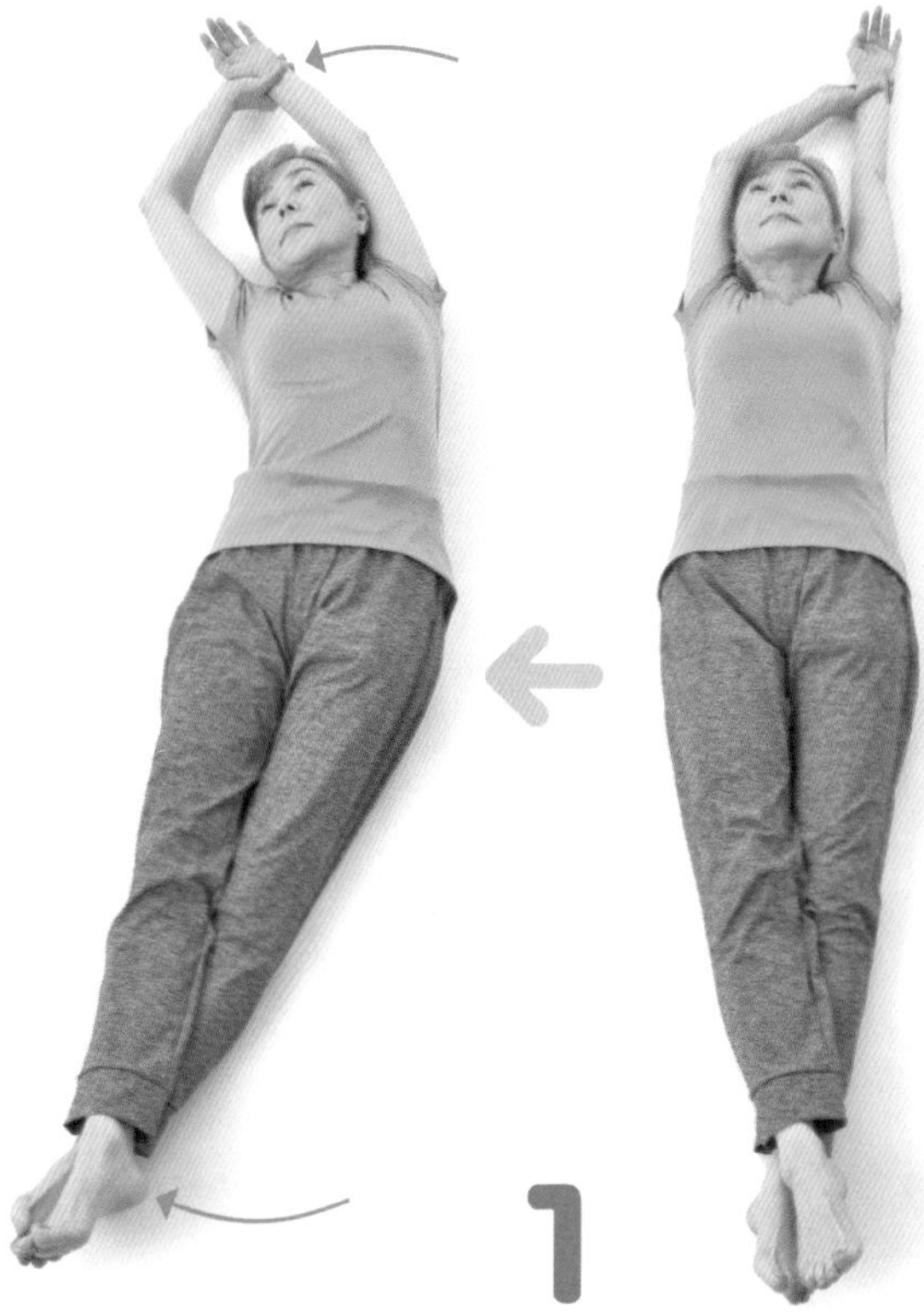

1

あおむけに寝て、右手で左手首をつかみます。右脚を左脚の上にのせます。

2

カラダを右に傾け、左の脇腹を伸ばします。10秒キープしたら、反対側も同様に。

呼吸

伸ばしている間、自然に呼吸をします

ここがポイント!

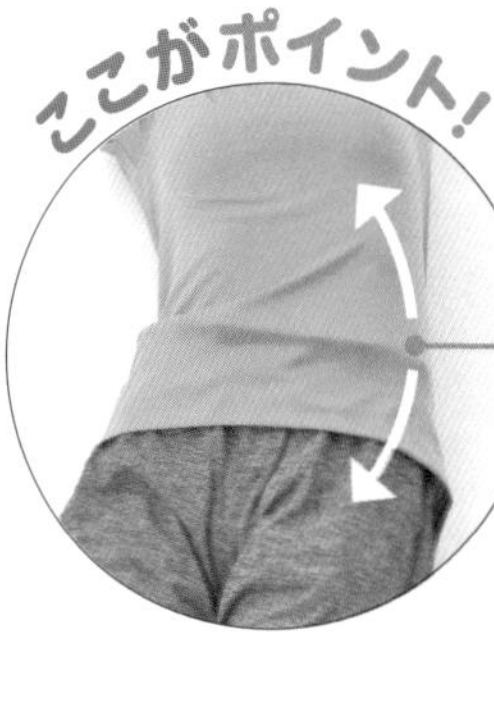

カラダがCの字形になるイメージで、肋骨と、腰の骨を離します。

▶ストレッチはここを動かす!

腹《ふく》斜《しゃ》筋《きん》群《ぐん》

これらの筋肉は、胴体をひねる、曲げる、丸める、といった動きに使われるので、寝返りにも大きな影響があります。重心移動がスムーズにいくかは、ここしだい。柔軟性をキープするよう気をつけてください。

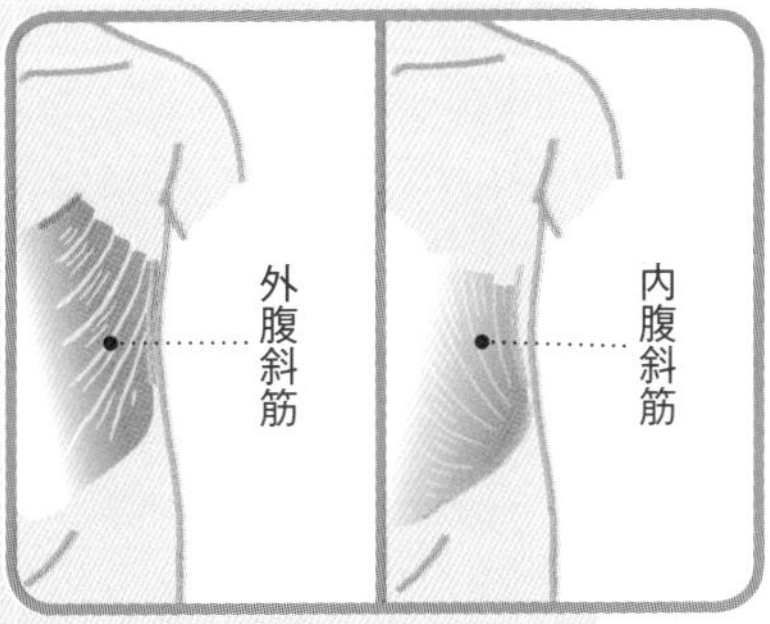

ストレッチ 2

あおむけツイストストレッチ

難易度 ★やさしい

回数 左右10秒ずつ×2セット

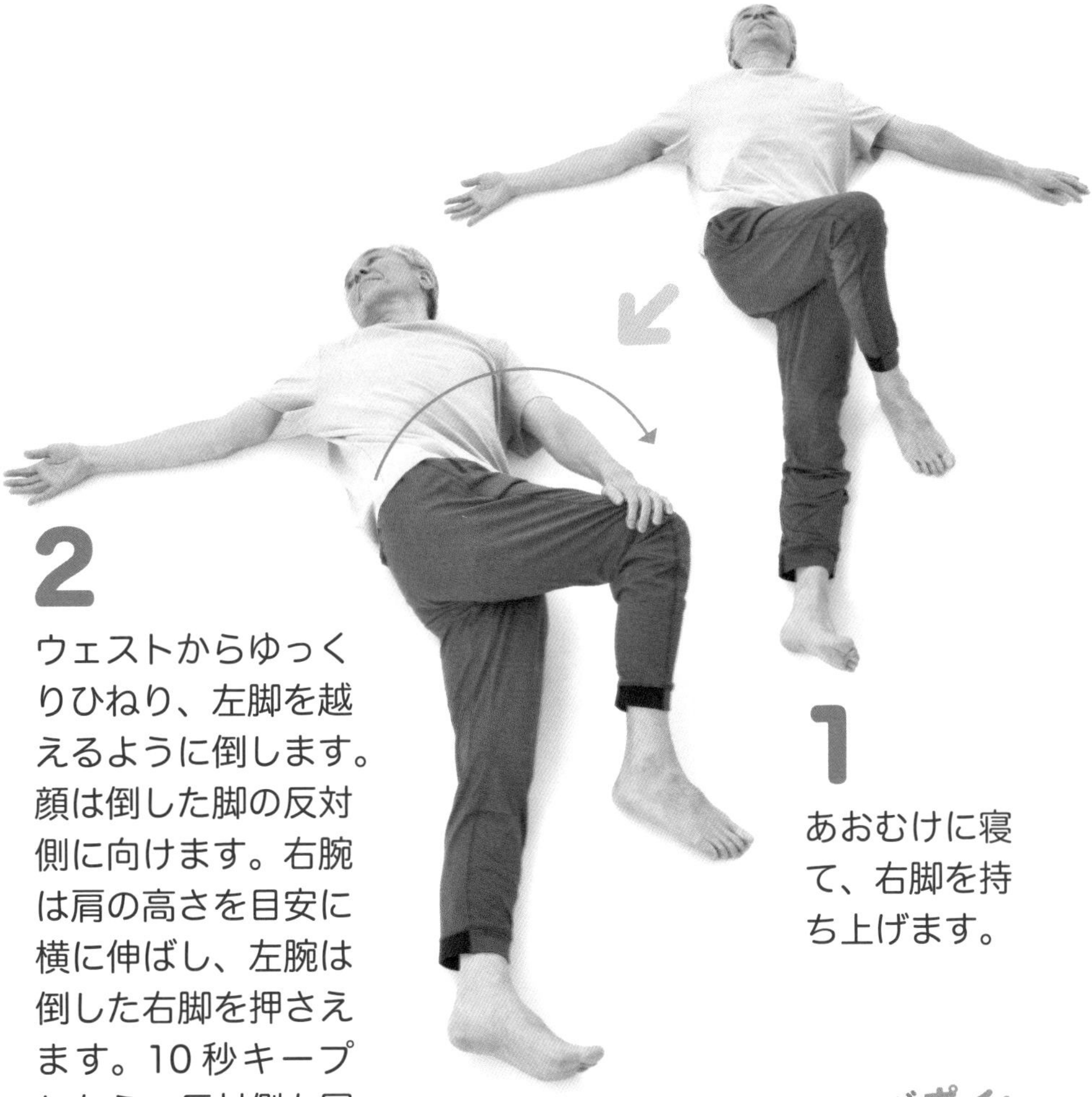

1

あおむけに寝て、右脚を持ち上げます。

2

ウェストからゆっくりひねり、左脚を越えるように倒します。顔は倒した脚の反対側に向けます。右腕は肩の高さを目安に横に伸ばし、左腕は倒した右脚を押さえます。10秒キープしたら、反対側も同様に。

呼吸

伸ばしている間、自然に呼吸をします

ここがポイント!

胸と腰を逆にひねるように意識します。勢いをつけず、ゆっくり脚を倒せる位置を見つけましょう。

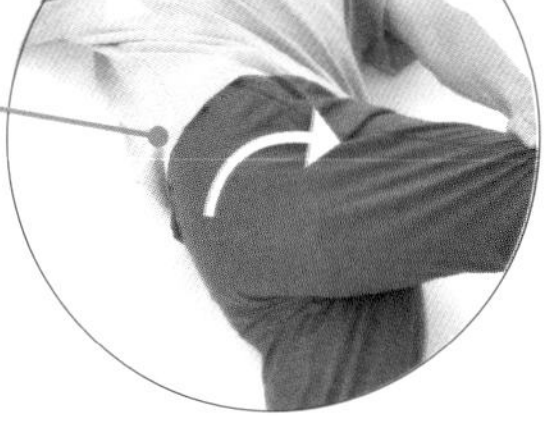

➤筋トレはここを動かす!

胸《きょう》椎《つい》

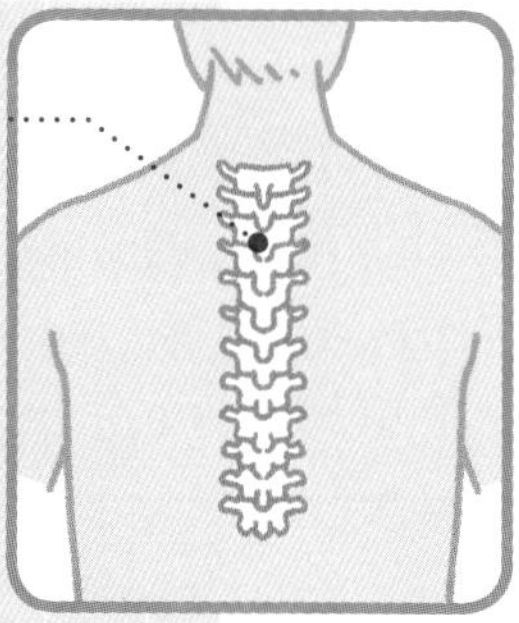

　胸椎は長い脊柱のなかでも、よく回る部位です。脊柱は小さなパーツが連なってできており、一つ一つのパーツがちょっとずつ動いて、くるりと回ります。ここを動かすための筋肉を鍛えて、なめらかな動きを保てれば、わずかな力で寝返りをうつことができます。

筋トレ 1

180度回転運動

難易度 ★★ ふつう

回数 左右それぞれ8回×2セット

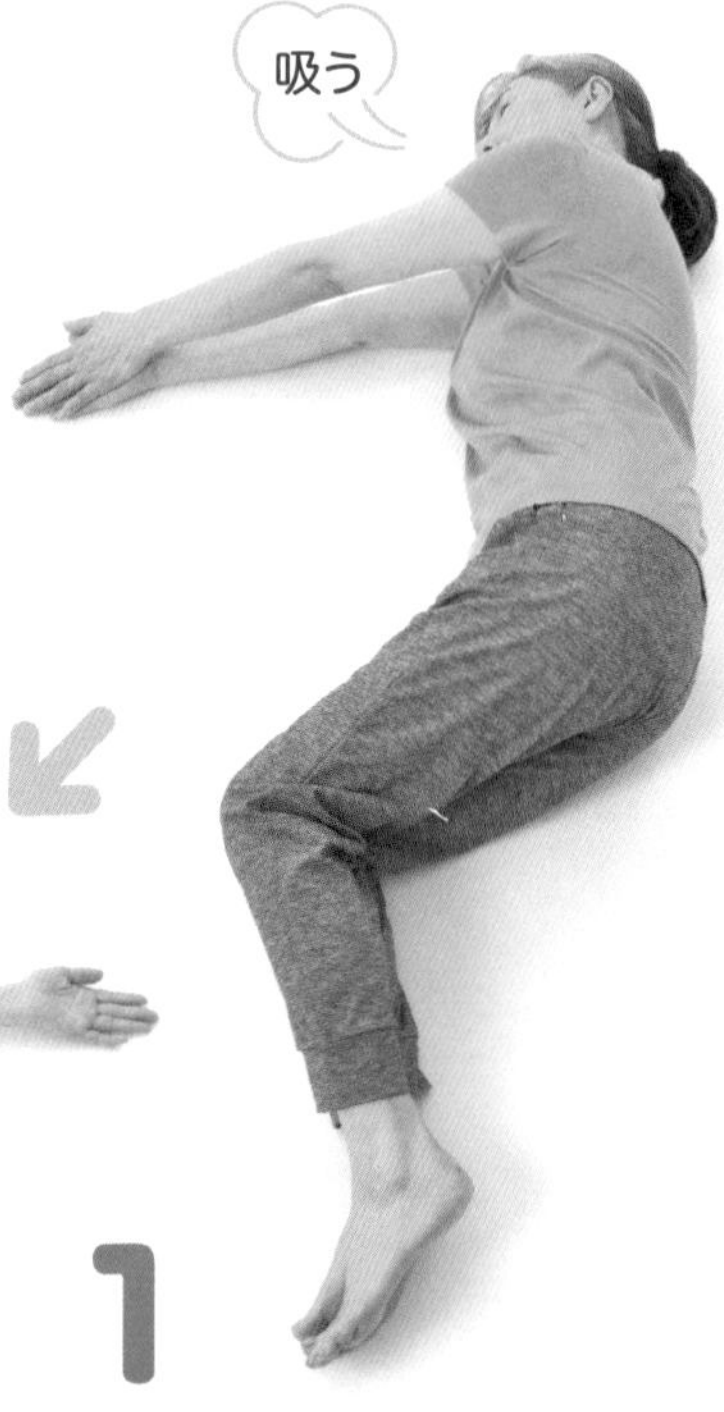

1 横向きに寝て、腕を肩の高さに重ねて伸ばします。股関節とひざを曲げ、両脚を重ねます。

2 左腕を上に持ち上げながら胸を開き、背中側へ広げます。上げた腕を見るよう頭も動かしましょう。1の姿勢に戻して8回繰り返したら、反対側も同様に。

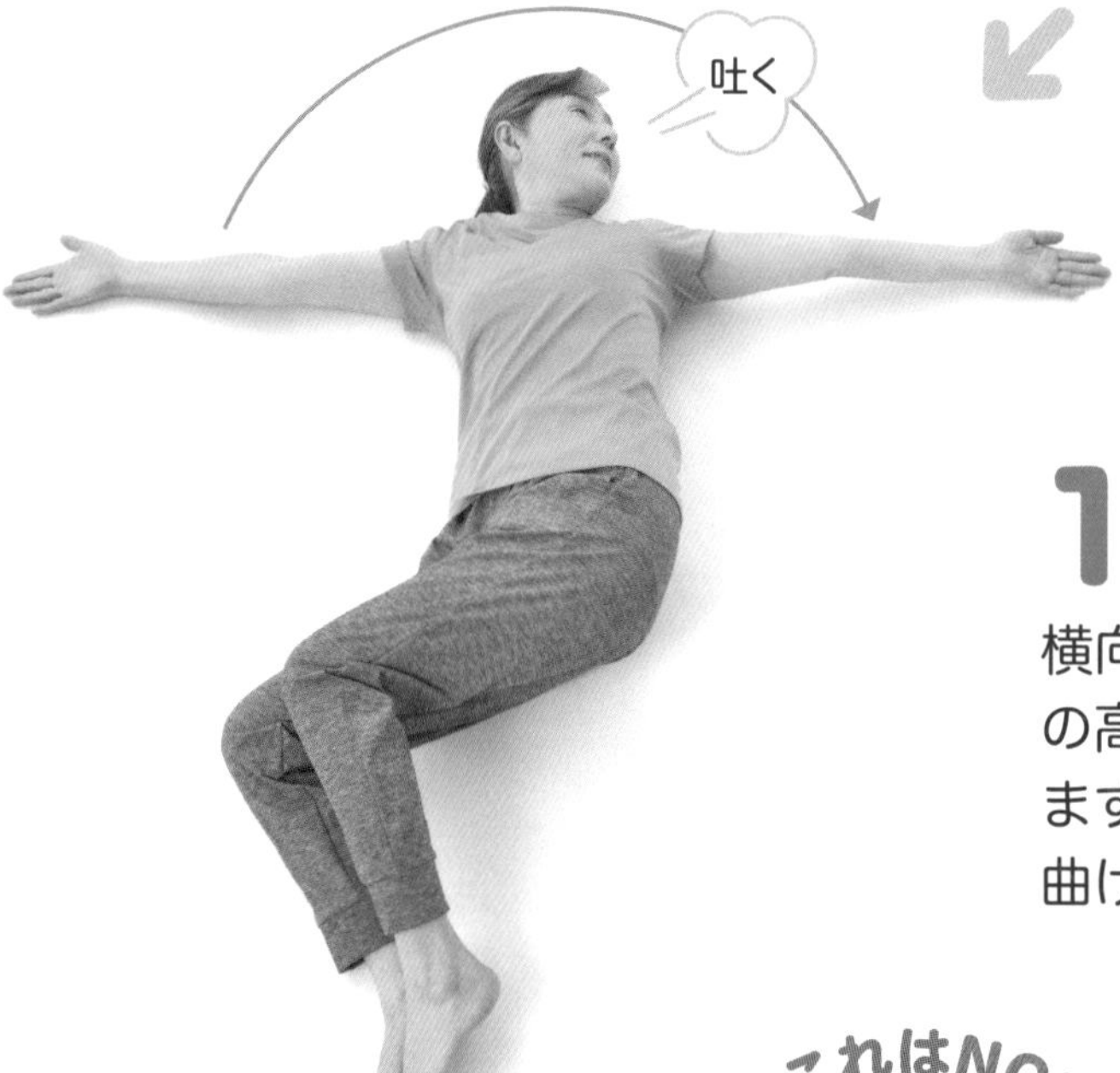

呼吸

胸を広げるときに息を吐き、戻すときに吸います

これはNG!

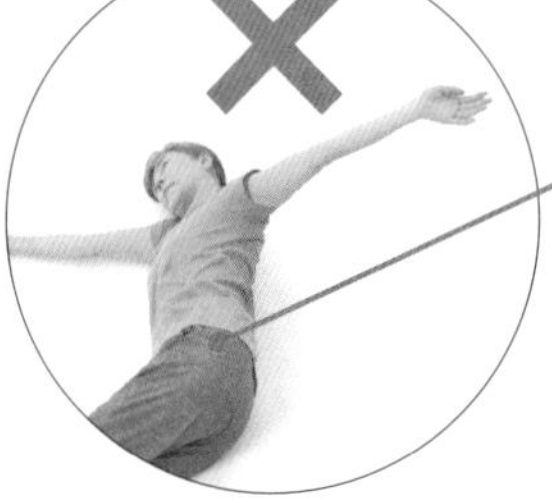

腕だけを動かすのではなく、ウェストからカラダが回るように。脚はできるだけ動かさないようにします。

➤筋トレはここを動かす！

脊《せき》柱《ちゅう》起《き》立《りつ》筋《きん》

背骨の左右に、背骨を支えるようについています。背中を伸ばしたり、曲げたり、回したりするために働きます。カラダをゴロリと回すには、背骨を中心とした上半身、下半身の重心の移動が欠かせません。これらの筋肉を活かして、寝返りしやすいカラダをつくりましょう。

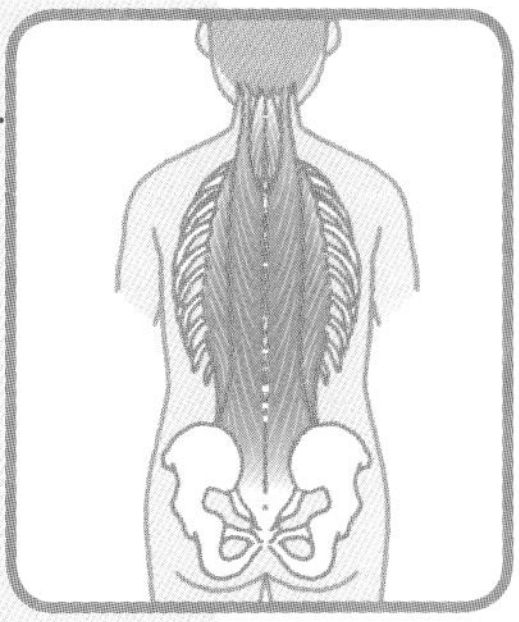

筋トレ 2

うつ伏せパタパタ運動

難易度 ★★ ふつう

回数 左右交互に8回×2セット

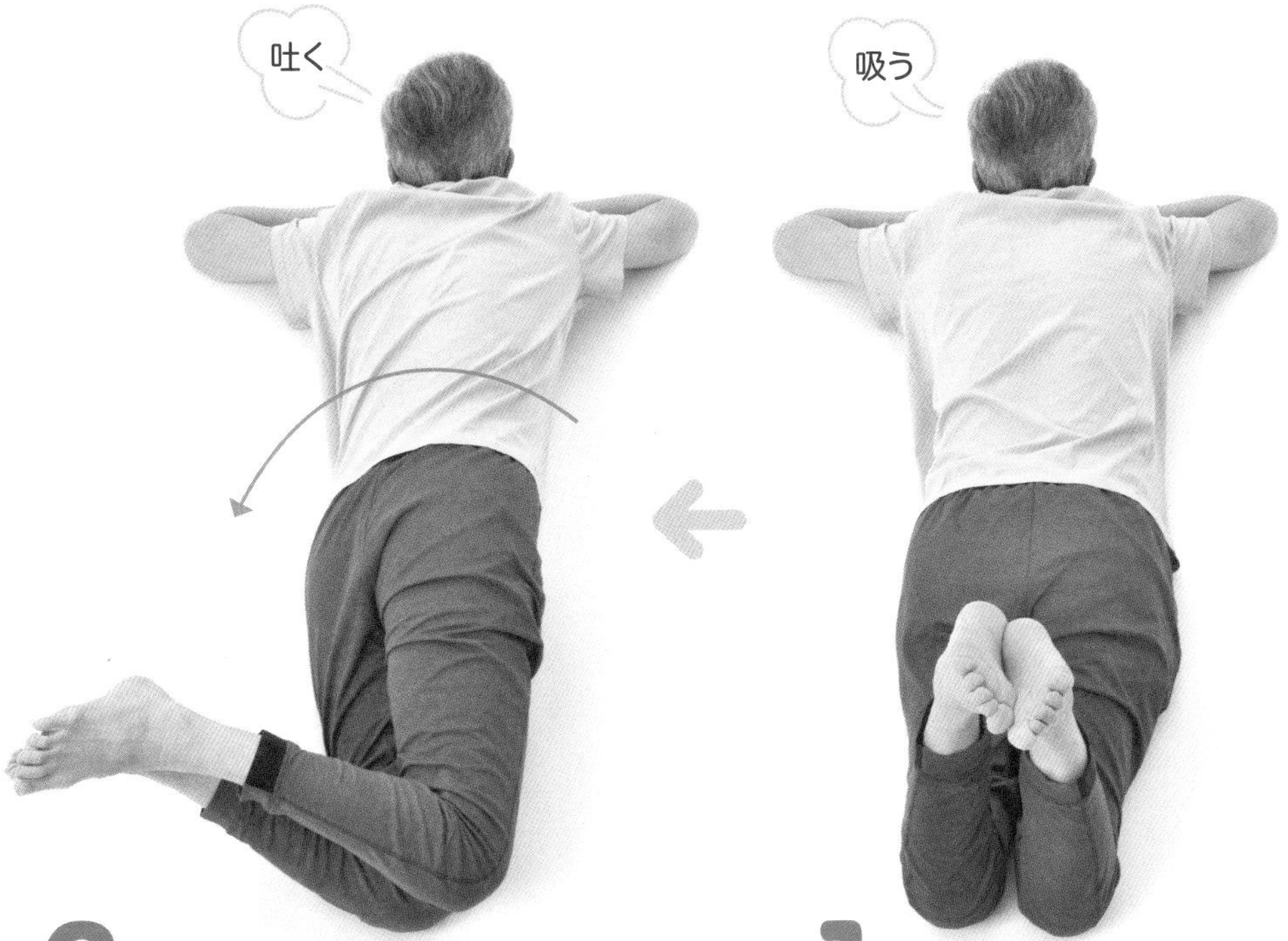

1

うつ伏せに寝て両ひざを曲げ、足の裏を上に向けます。

2

ウェストからゆっくり横にひねり、お尻を転がします。１の姿勢に戻して左右交互に８回繰り返します。

呼吸

カラダをひねるときに息を吐き、戻すときに吸います

ここがポイント！

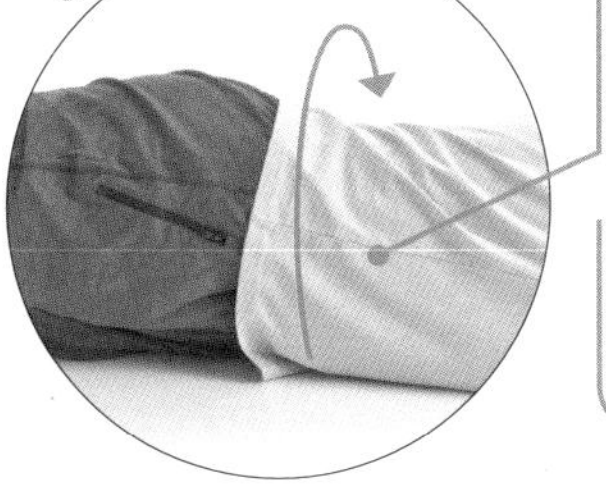

お腹と腰が伸びるようにウェスト回りを使います。最初は無理せず、お腹が少し浮く程度から始めましょう。

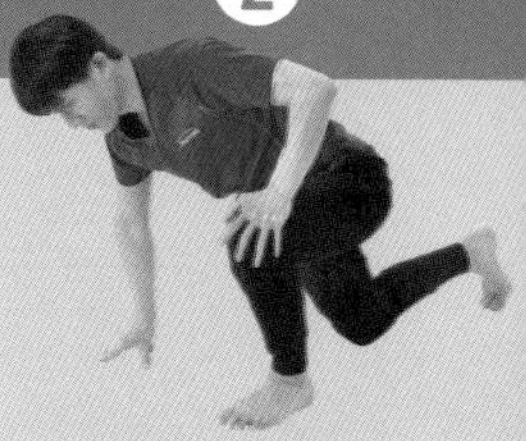

床から立つとき転ばないカラダに

「立つぞ！」と念じないと、うまく立てなくなっていませんか？　カラダのバランス能力を保ち、足腰の使い勝手を改善しましょう。

ストレッチ 1

カラダ折りたたみストレッチ

難易度 ★やさしい

回数 左右10秒ずつ×2セット

➤ストレッチはここを動かす！

ヒラメ筋《きん》

　この筋肉の柔らかさをキープできれば、脚に体重をしっかりのせられるので、立ち上がるときによろけることがありません。足首の動きがよくなることで、ひざへの負荷も軽くなります。

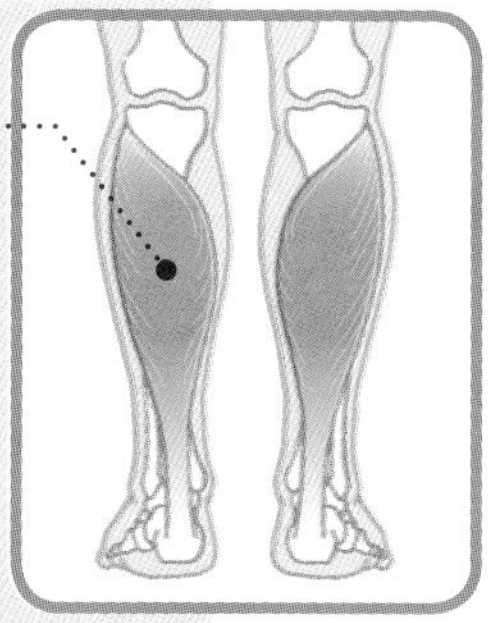

1

片方のひざを立てて、片ひざ立ちの姿勢をつくります。

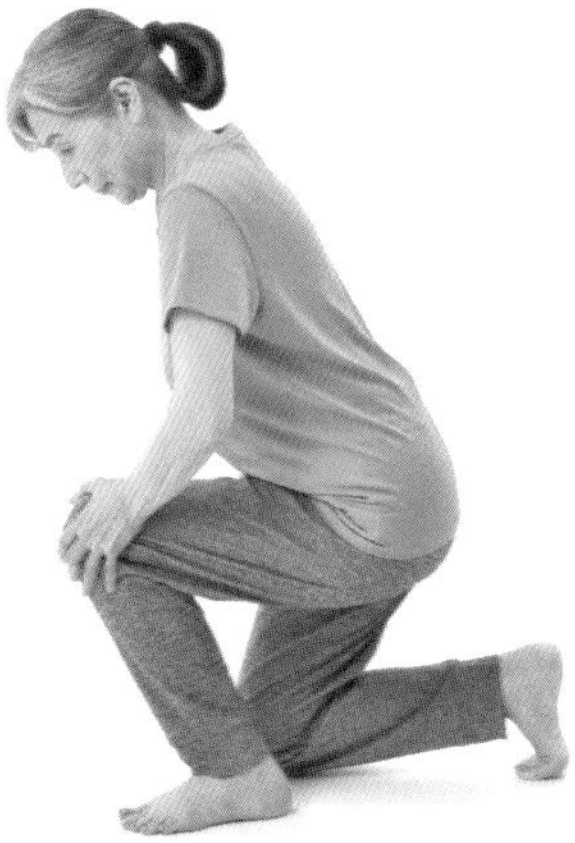

2

立てた方の脚のかかとをしっかり床につけ、胸をひざに寄せます。10秒キープしたら、反対側も同様に。

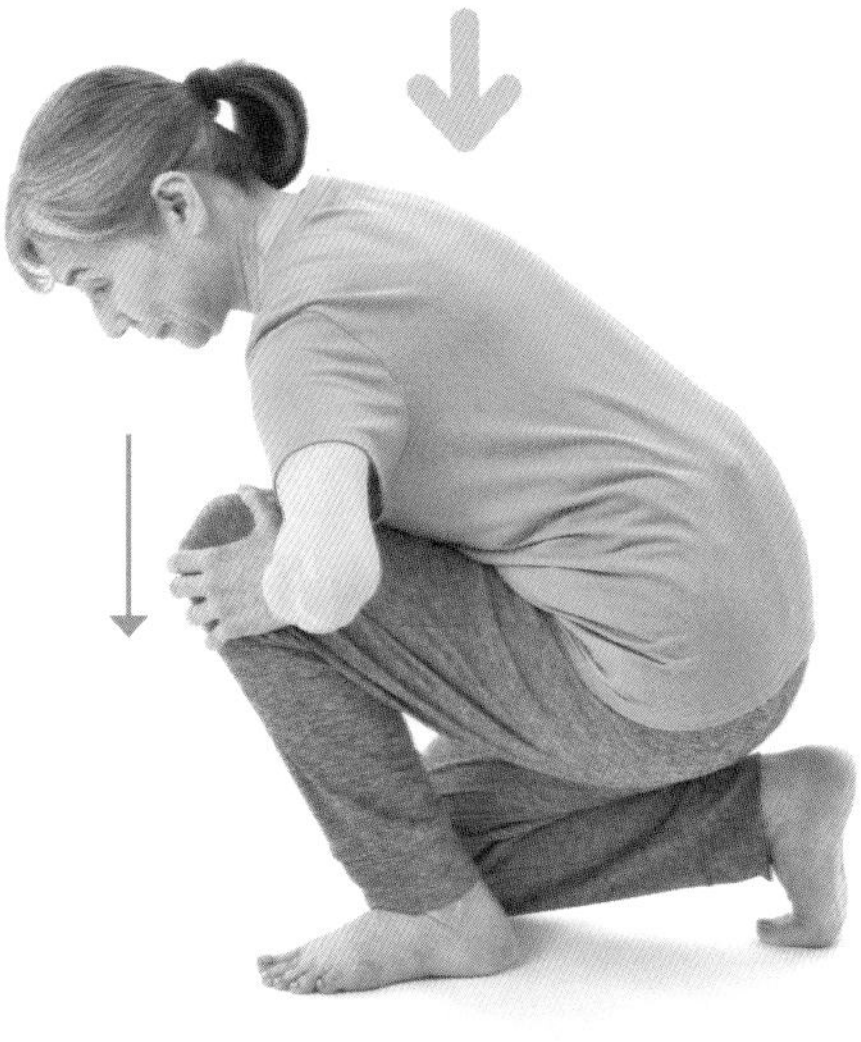

呼吸

寄せている間、自然に呼吸をします

ここがポイント！

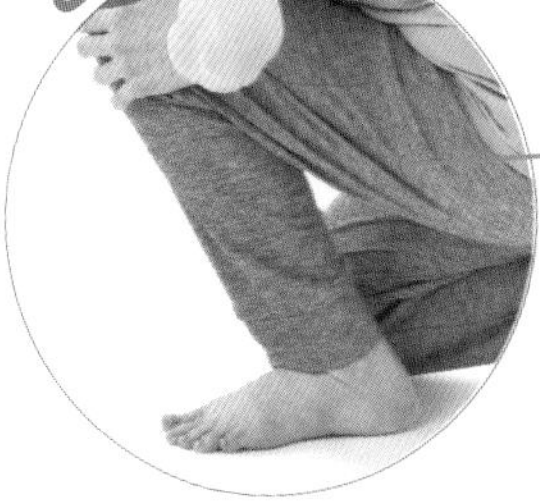

足首、ひざ、股関節を折りたたむようにします。

▶ストレッチはここを動かす!

ハムストリング

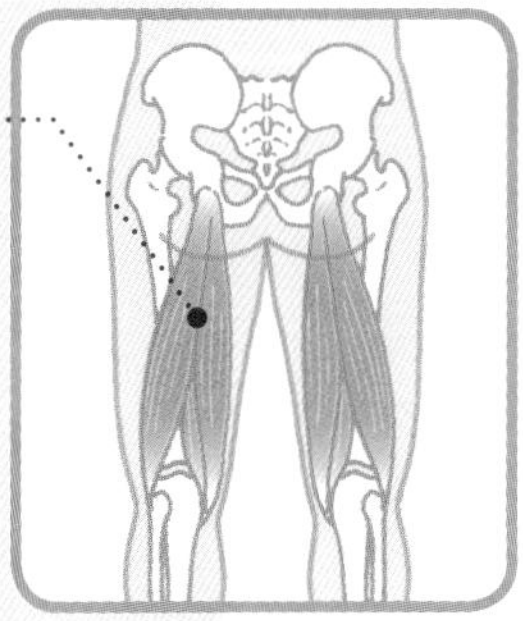

床から立ち上がるさい、中途半端にカラダが起きてしまい、しっかり立ち上がるところまで行きにくい……。そんなときにポイントになるのが、ももの裏側のハムストリングと呼ばれる一連の筋肉です。ここがすいすい動けば、立つまでの動作全体がスムーズになります。

ストレッチ 2

くの字ストレッチ

難易度 ★★ ふつう

回数 左右10秒ずつ×2セット

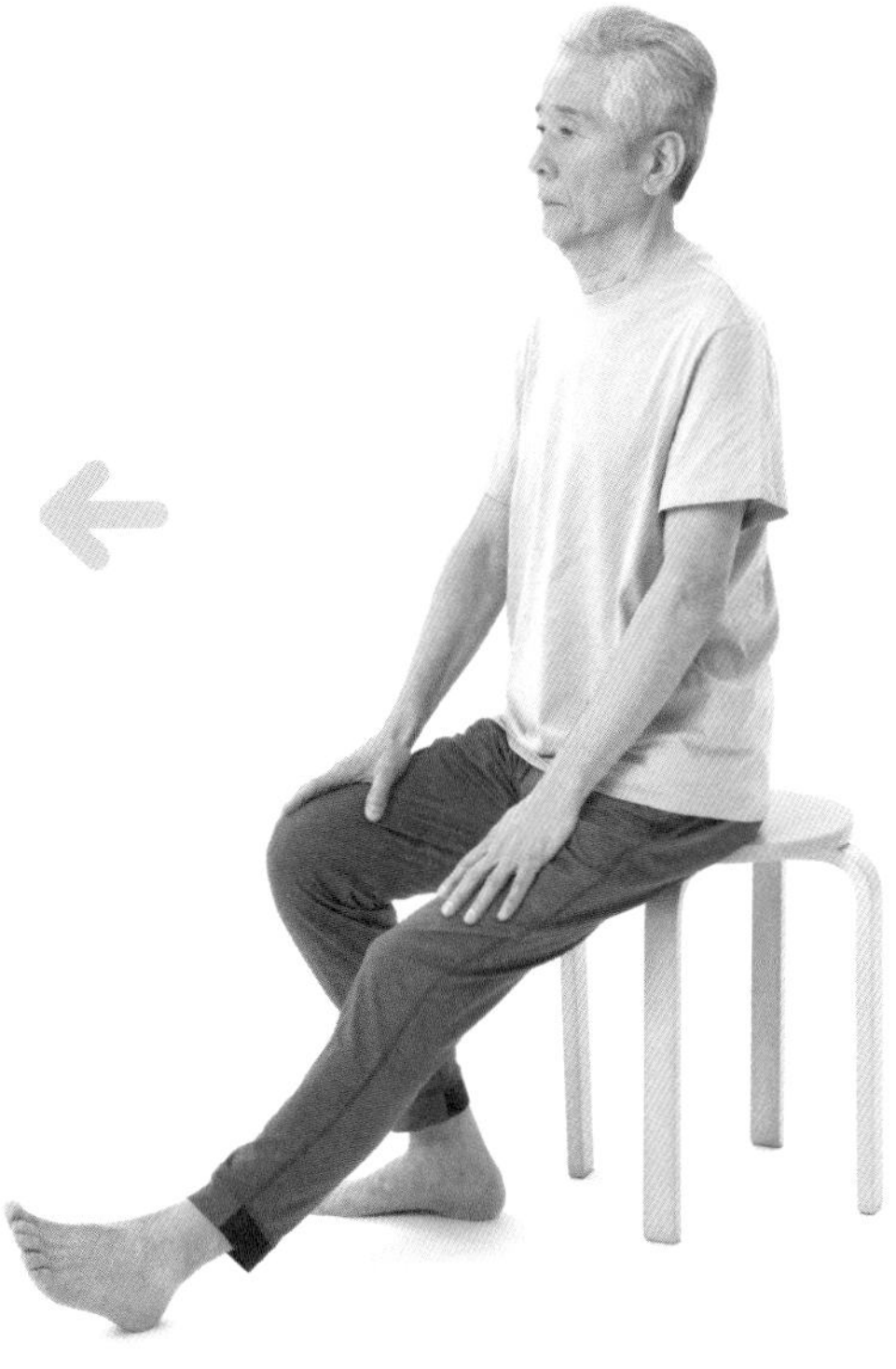

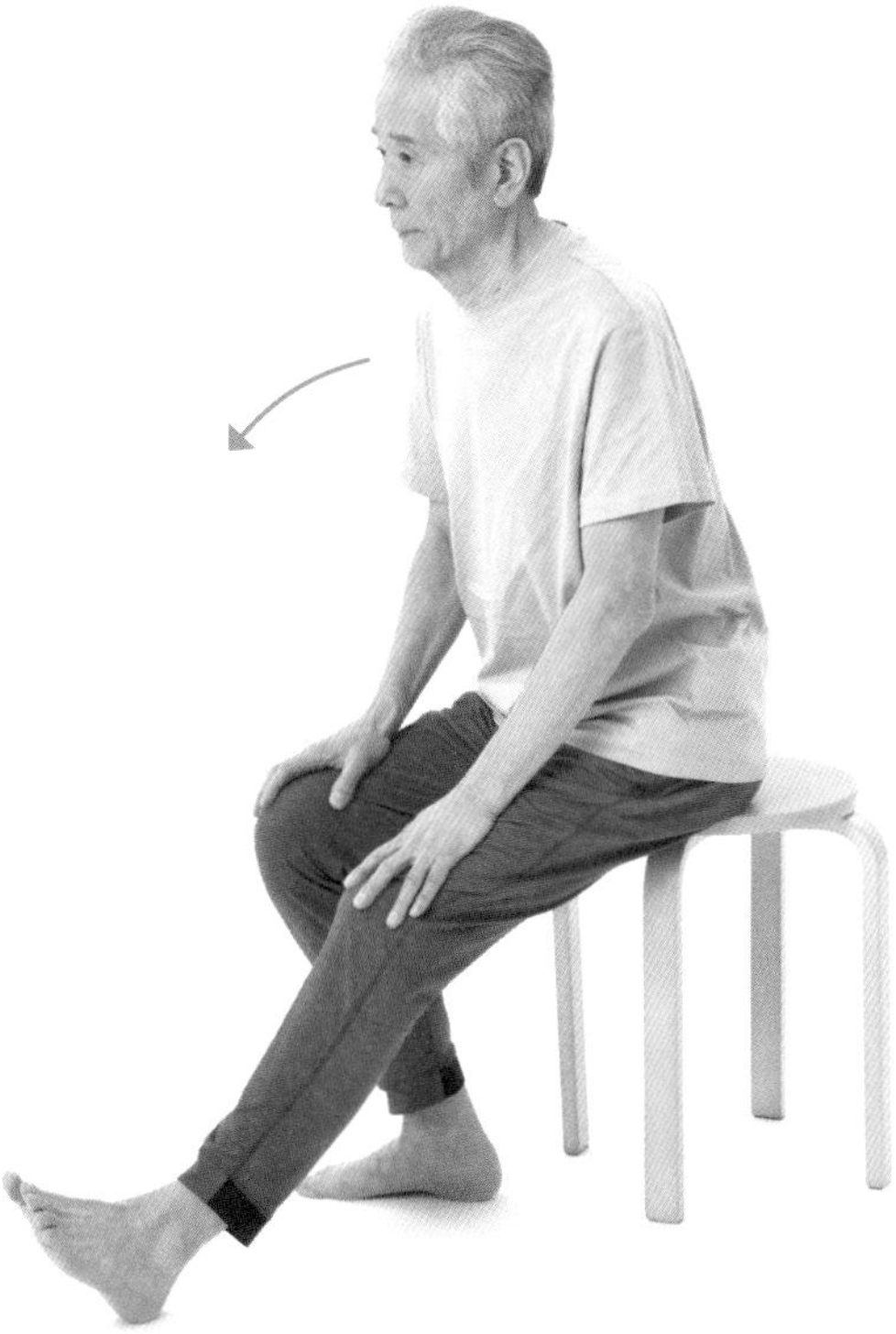

1 椅子に座り、片方の脚を前に伸ばします。

2 背すじを伸ばしたまま、ゆっくり上半身を前に傾けます。10秒キープしたら、反対の脚も同様に。

呼吸

伸ばしている間、自然に呼吸をします

ここがポイント!

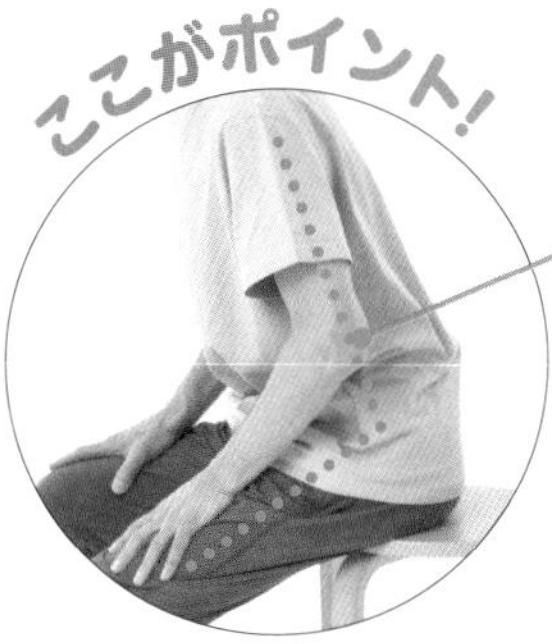

できるだけ背筋を伸ばし、きれいな「くの字」形になるようにします。脚はなるべくしっかり伸ばして、かかととお尻を離すよう意識しましょう。

➤ 筋トレはここを動かす！

股《こ》関《かん》節《せつ》

股関節は球の形をしており、立体的に動きます。立つ動作では、この股関節が複雑な動きをします。お尻を持ち上げたあと、脚の角度を変え、体重を支えられる位置に動かしながら、立ち上がるのです。楽に立つためには、股関節がなめらかに動くことがたいせつです。

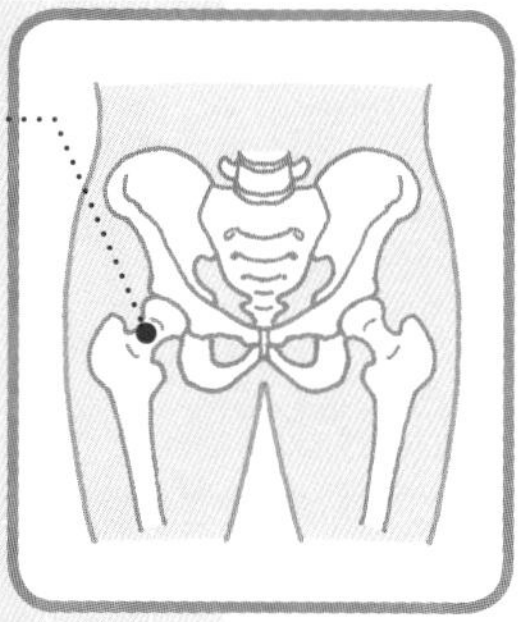

筋トレ 1

股関節パタパタ運動

難易度 ★★ふつう

回数 左右交互に8回×2セット

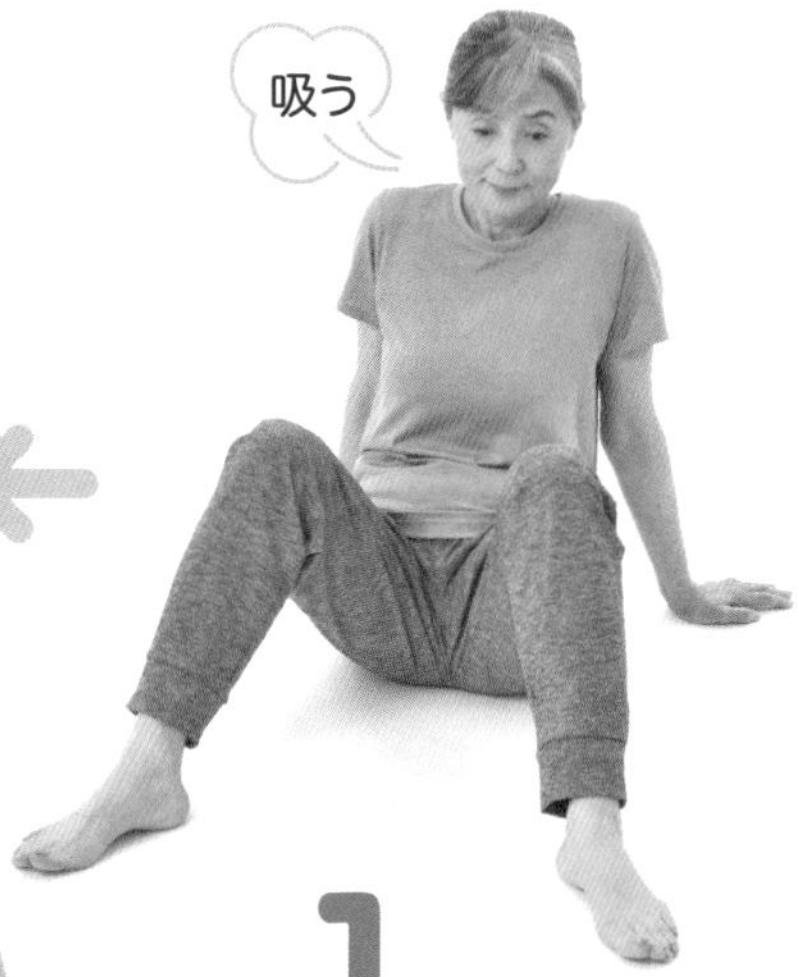

1

ひざを立てて座り、肩幅より広く脚を開き、両手を後ろについてカラダを支えます。

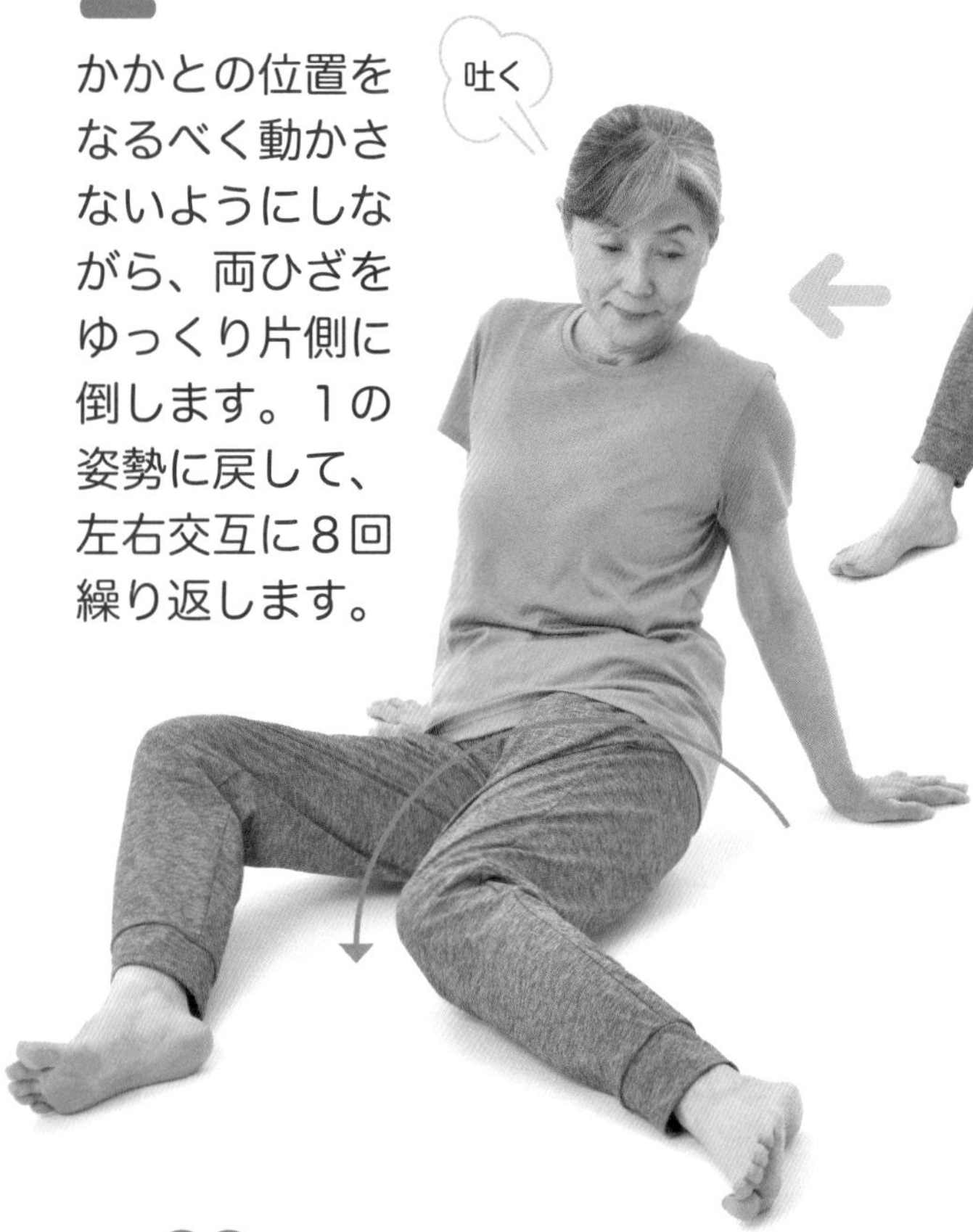

2

かかとの位置をなるべく動かさないようにしながら、両ひざをゆっくり片側に倒します。1の姿勢に戻して、左右交互に8回繰り返します。

呼吸

脚を倒すときに息を吐き、戻すときに吸います

ここがポイント！

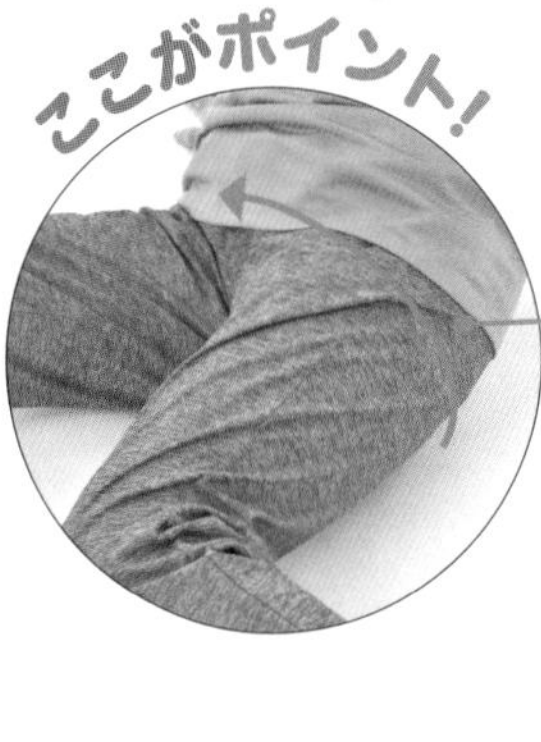

ひざを横に向けるだけでなく、股関節と腰の骨を左右に倒すように意識します。お尻を転がすようにすると動きやすくなります。

筋トレはここを動かす!

大《だい》殿《でん》筋《きん》・大《だい》腿《たい》四《し》頭《とう》筋《きん》

お尻にある大殿筋は、立ち上がるさい、上体を起こすために働きます。ももの前側にある大腿四頭筋はお尻が落ちないように支えて、足元を安定させます。ともに立つにも座るにも大活躍する筋肉なので、衰えないよう心がけましょう。

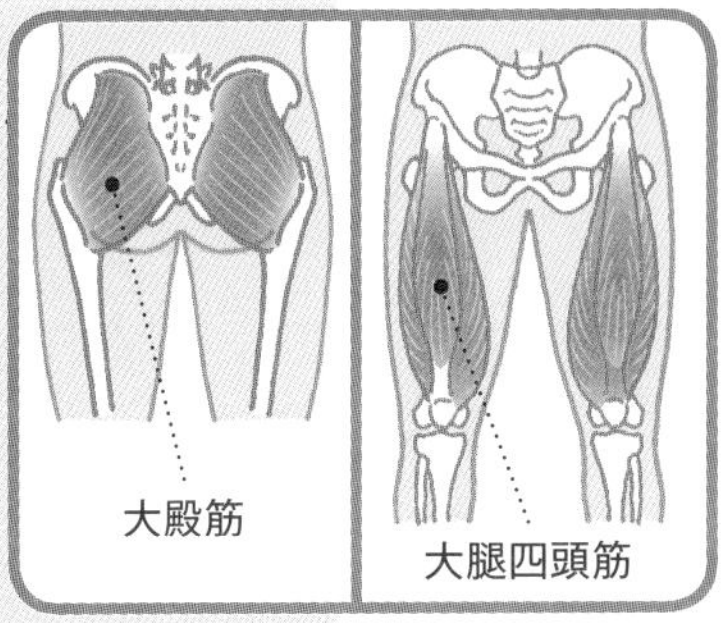

筋トレ 2

定番のスクワット

難易度 ★やさしい

回数 8回×2セット

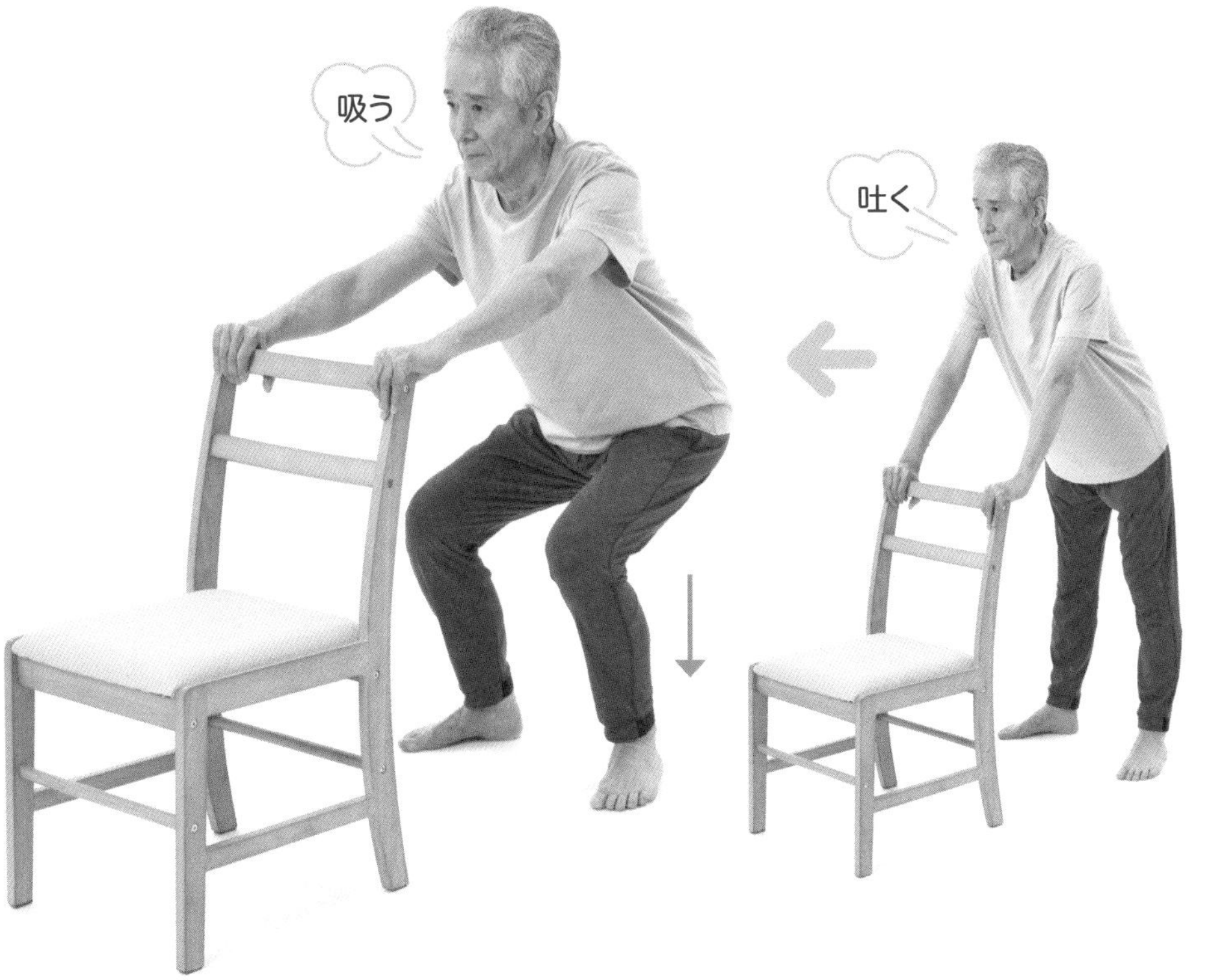

1 椅子の背などに両手を置きます。脚を肩幅程度に開き、つま先は少し外側に向けます。

2 お尻を斜め下に向け、ゆっくりとしゃがんだら、床を踏み込みながらカラダを元の位置に戻します。8回繰り返します。

呼吸

しゃがむときに息を吸い、立ち上がるときに吐きます

これはNG!

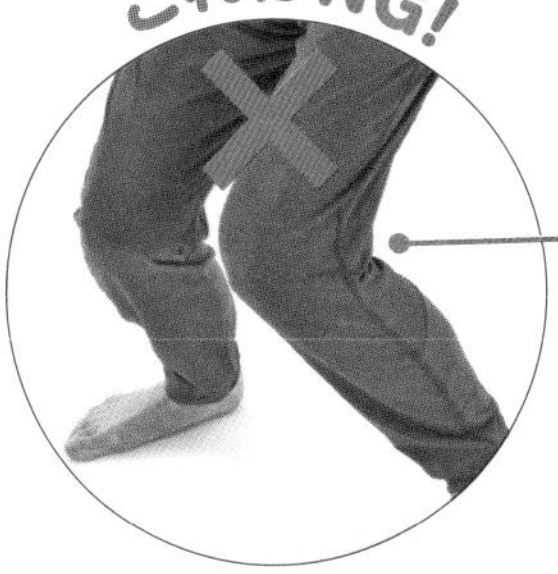

ひざは内側に向けず、足の人差指と同じ向きにします。

お出かけ前の動作をスムーズに ③

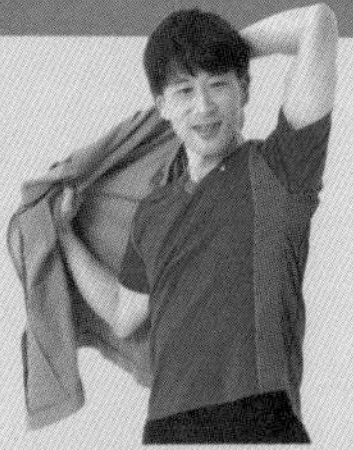

上着の着づらさを解消する

肩関節と肩甲骨は腕を動かしたり、肩を回したりするときに使う部分です。ここが固まっていると、首回りまで動きづらくなります。肩がいつまでも軽快に動くように、柔らかさをキープしましょう。

ストレッチはここを動かす!

三《さん》角《かく》筋《きん》

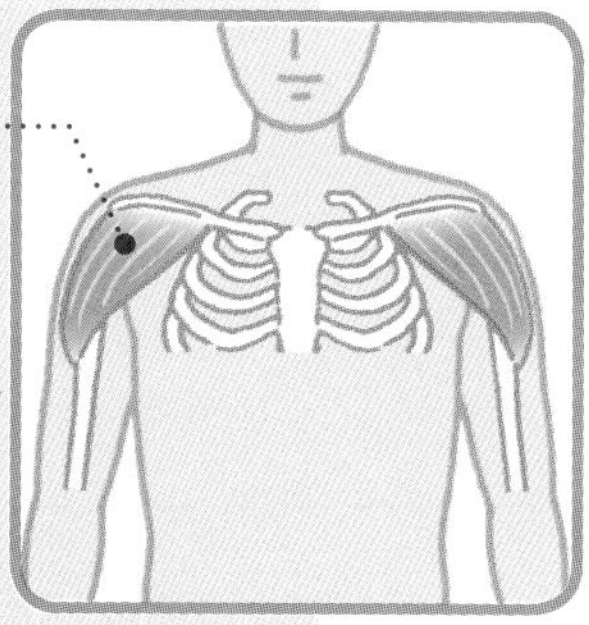

服に袖を通すとき、思ったところに腕がいかないことはありませんか？　肩甲骨の回りは、日常生活でとくに動かすところ。しっかりと機能を高めましょう。

ストレッチ 1

肩の引きつけストレッチ

難易度 ★やさしい

回数 左右10秒ずつ×2セット

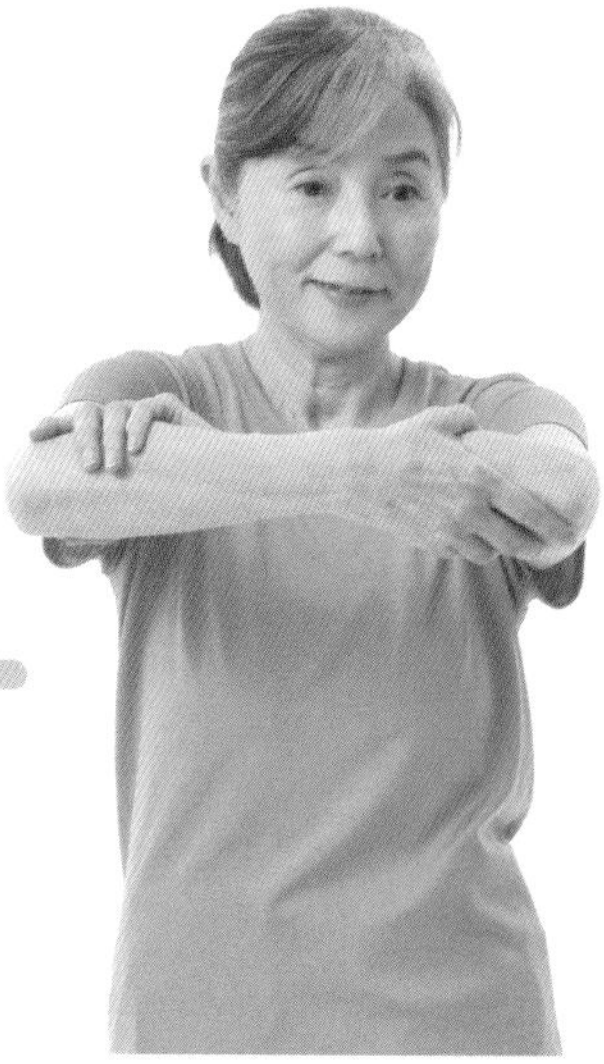

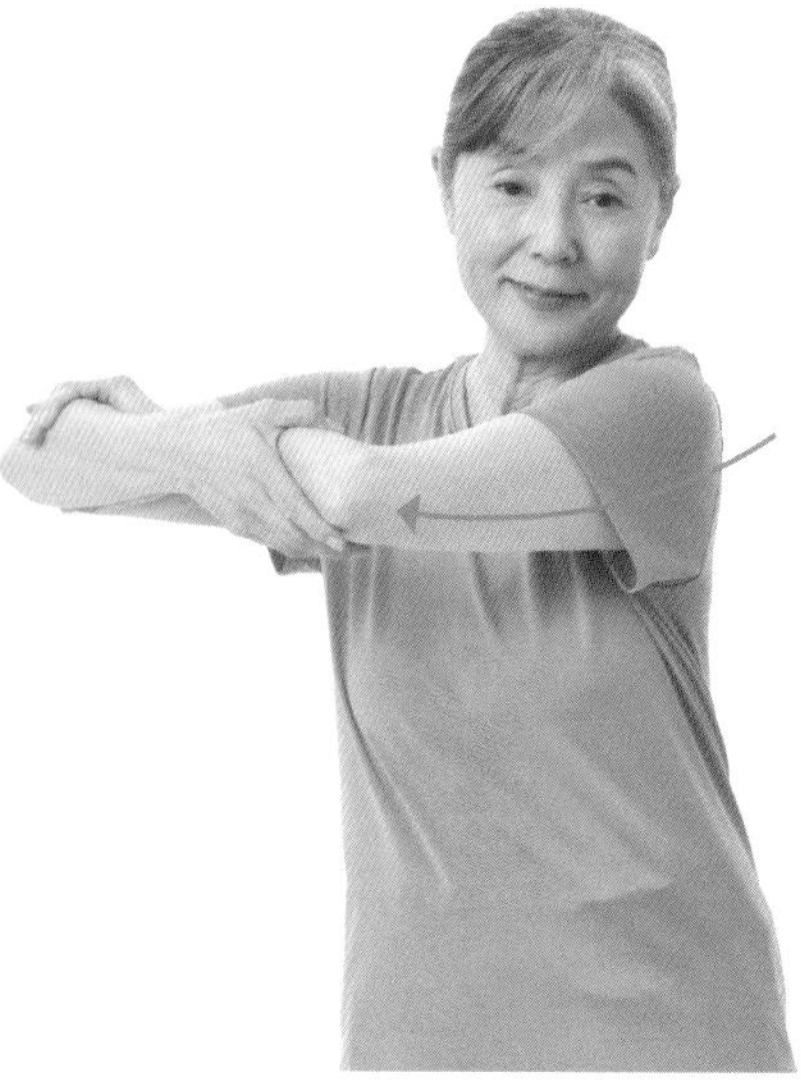

1 胸の前で左右のひじをつかみます。

2 カラダを正面に向けたまま、つかんだひじを片側に引いて、腕を胸に引きつけます。10秒キープしたら、反対側も同様に。

呼吸
伸ばしている間、自然に呼吸をします

ここがポイント!

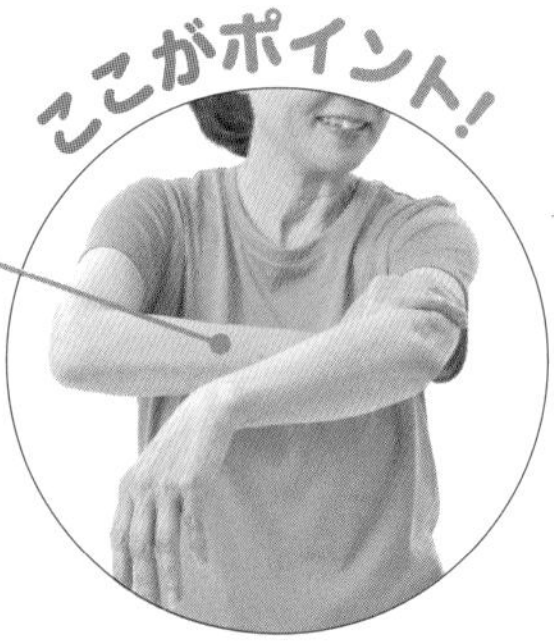

肩の後ろ側から側面にかけて伸ばします。やりやすいように、腕の組み方を変えながら行いましょう。

➤ストレッチはここを動かす！

肩関節の外《がい》旋《せん》筋《きん》群《ぐん》

三角筋のさらに奥にあるのが、これらの筋肉。肩を回しても関節がずれないように、ガッチリ固めています。でも、年齢を重ねると、肩関節と肩甲骨の連携が悪くなり、小さくひねるのが難しくなることも。このストレッチをすれば、小回りの利く肩を取り戻せます。

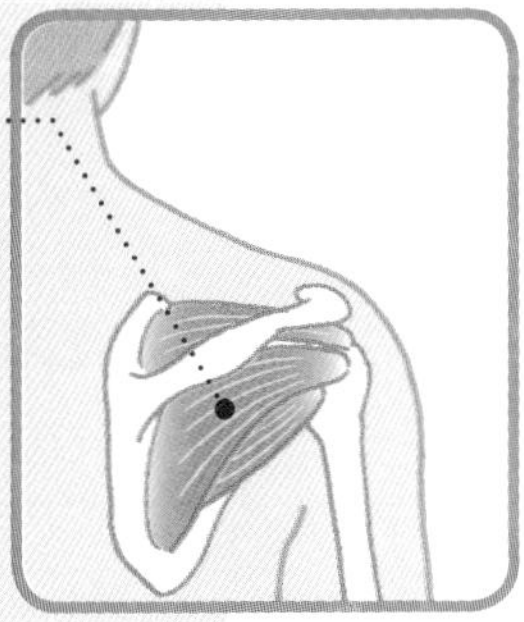

ストレッチ 2

肩の内回りストレッチ

難易度 ★★ ふつう

回数 左右10秒ずつ×2セット

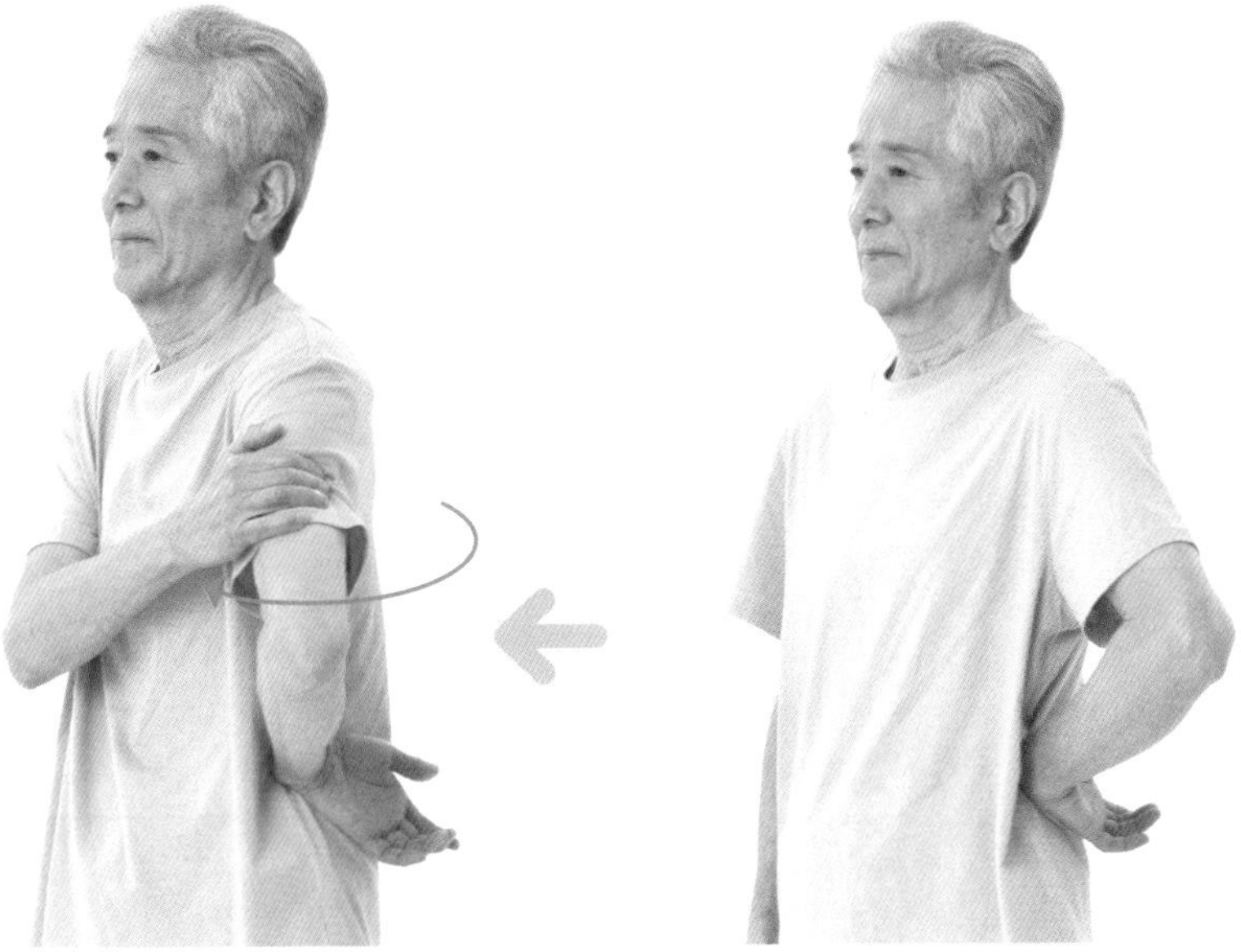

1 片方の手の甲を浅めに腰に当てます。反対の手で二の腕をつかみます。

2 つかんだ腕を内側に引き込むようにして、ひじを内側に向けます。10秒キープしたら、反対の腕も同様に。

呼吸
伸ばしている間、自然に呼吸をします

ここがポイント！

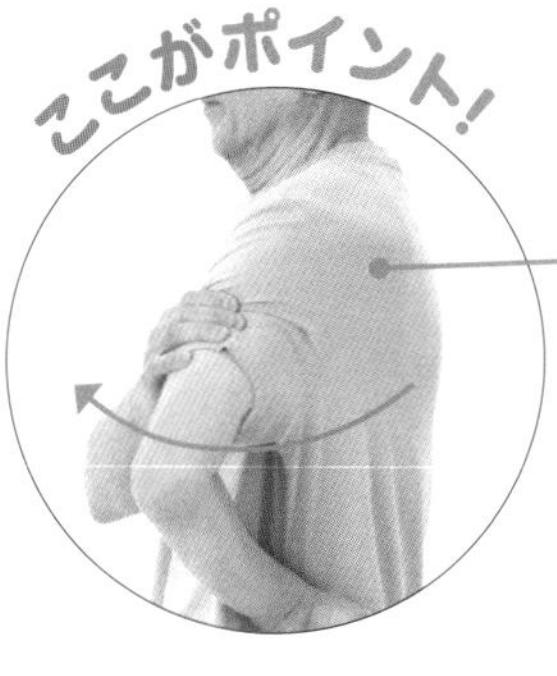

二の腕の骨が内側に回っていくイメージで。伸びている感覚が少なくても、無理に力を加えないようにしましょう。

筋トレはここを動かす！

肩《けん》甲《こう》骨《こつ》

腕や肩は、そこについている筋肉だけで動かすわけではありません。たとえば袖を通すさいに肩が引っかかってうまく腕が入らないというときは、つながりがある肩甲骨や鎖骨まで意識して動かすと、スムーズに入ります。この筋トレで、肩甲骨周辺の筋肉全体を鍛えましょう。

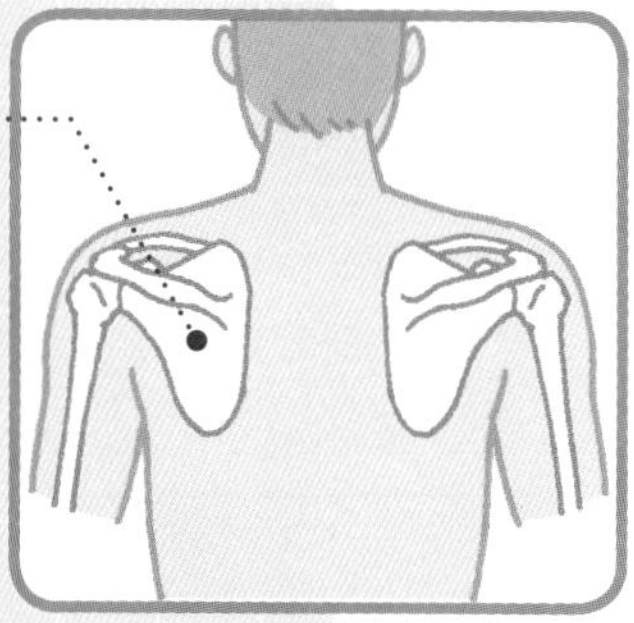

筋トレ 1

腕の回《かい》旋《せん》アップダウン

難易度 ★やさしい

回数 10回×2セット

1

両手の親指を外側に向けます。

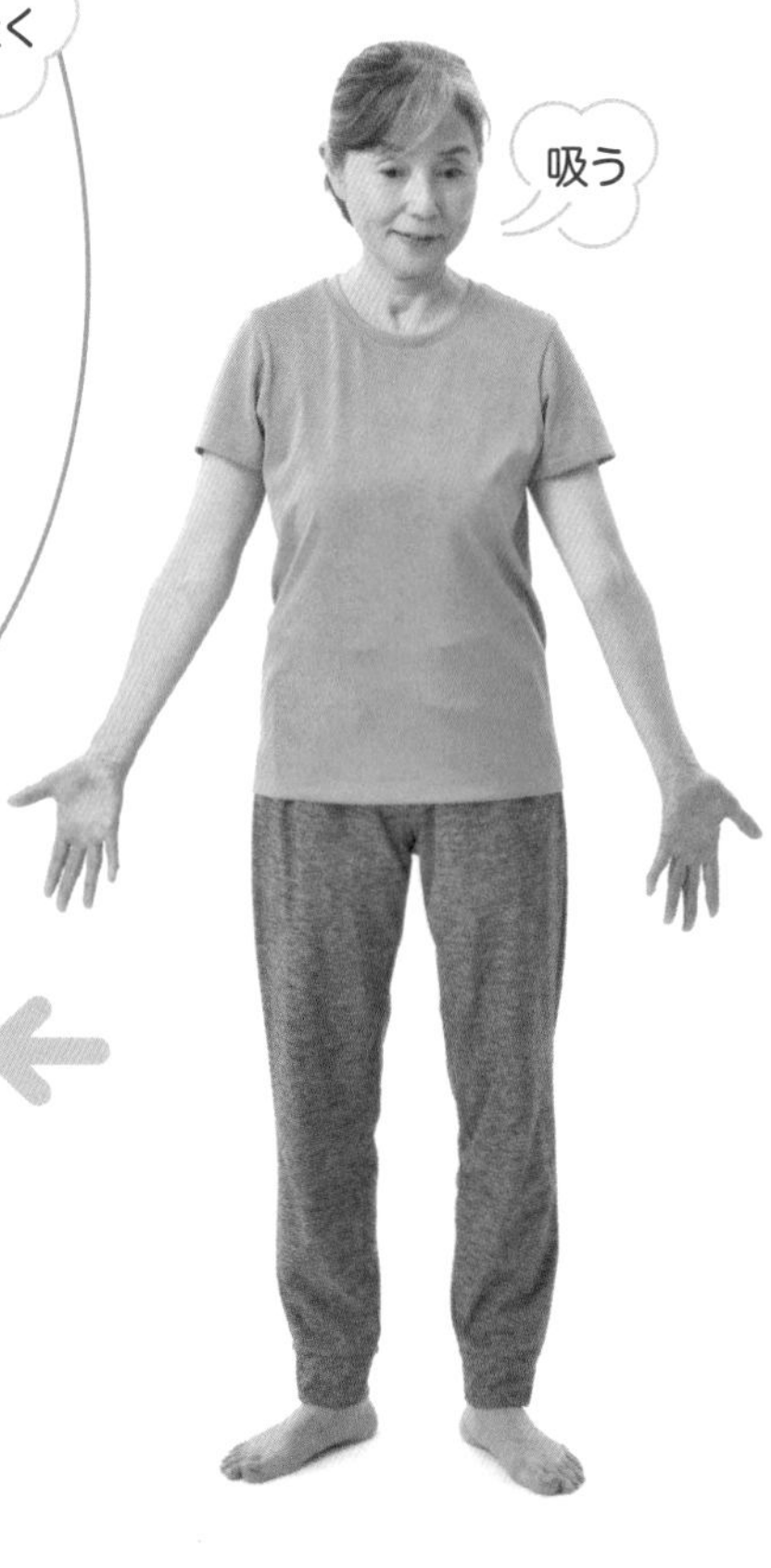

2

手のひらが背中側を向くよう回しながらカラダの外側から腕を上げ、小指同士を合わせます。1の姿勢に戻して10回繰り返します。

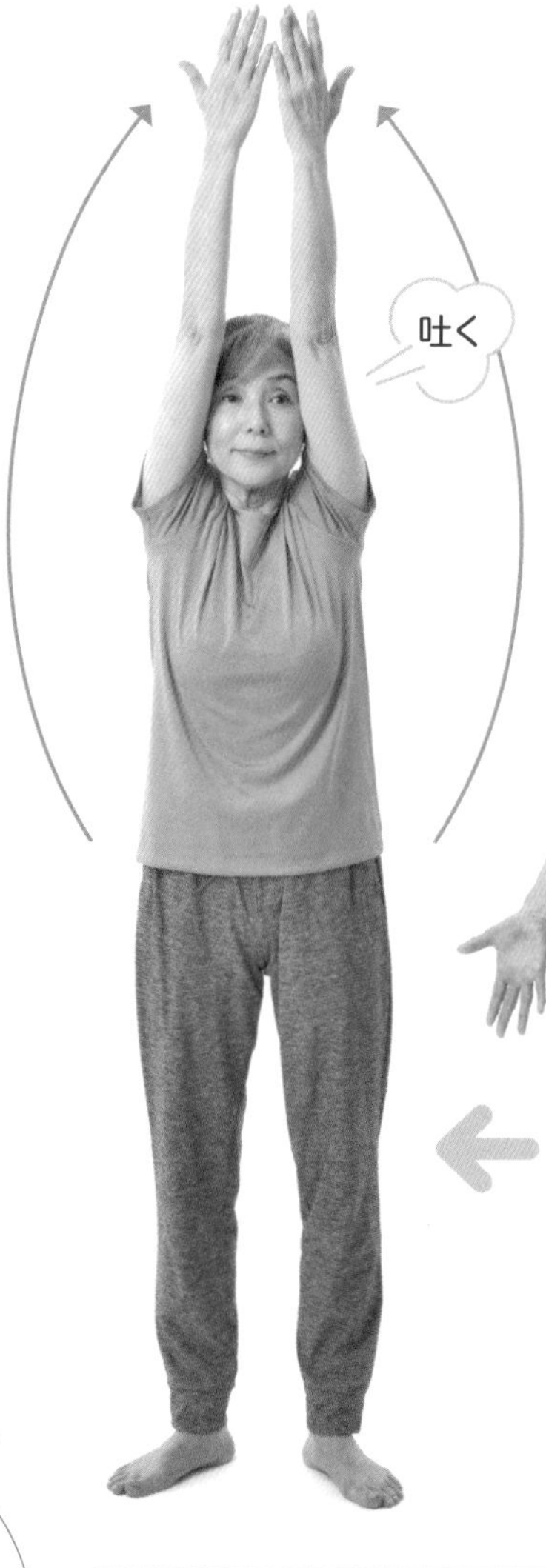

呼吸

腕を上げるときに息を吐き、下ろすときに吸います

ここがポイント！

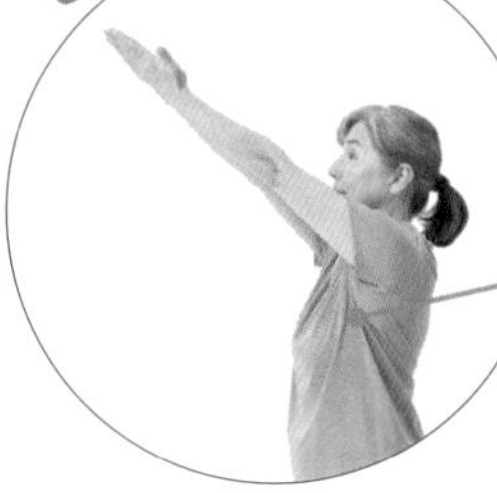

肩から手先までをぐるりと回し、手の甲が前を向くようにします。腕が上がりにくい場合はしやすい高さで行いましょう。

筋トレはここを動かす!

肩関節・胸《きょう》椎《つい》

肩や腕の動きには、一見遠く離れた「胸椎」も大きく関係しています。腕を動かすときに、カラダ全体がついてこず、ぎこちなく腕だけが動いてしまうのは、胸椎がうまく動いていないから。このトレーニングでは、腕の動きと、胸椎の動き両方を意識しましょう。

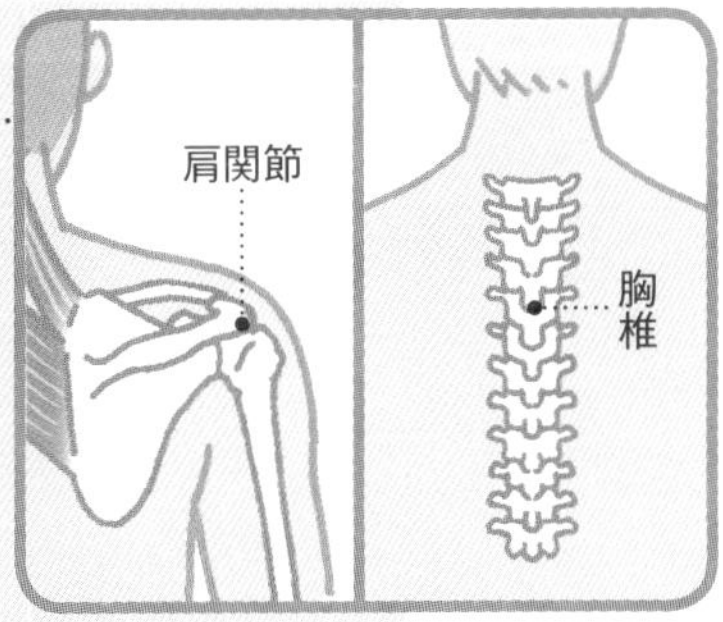

筋トレ 2

卍《まんじ》ひねり運動

難易度 ★★ふつう

回数 左右それぞれ8回×2セット

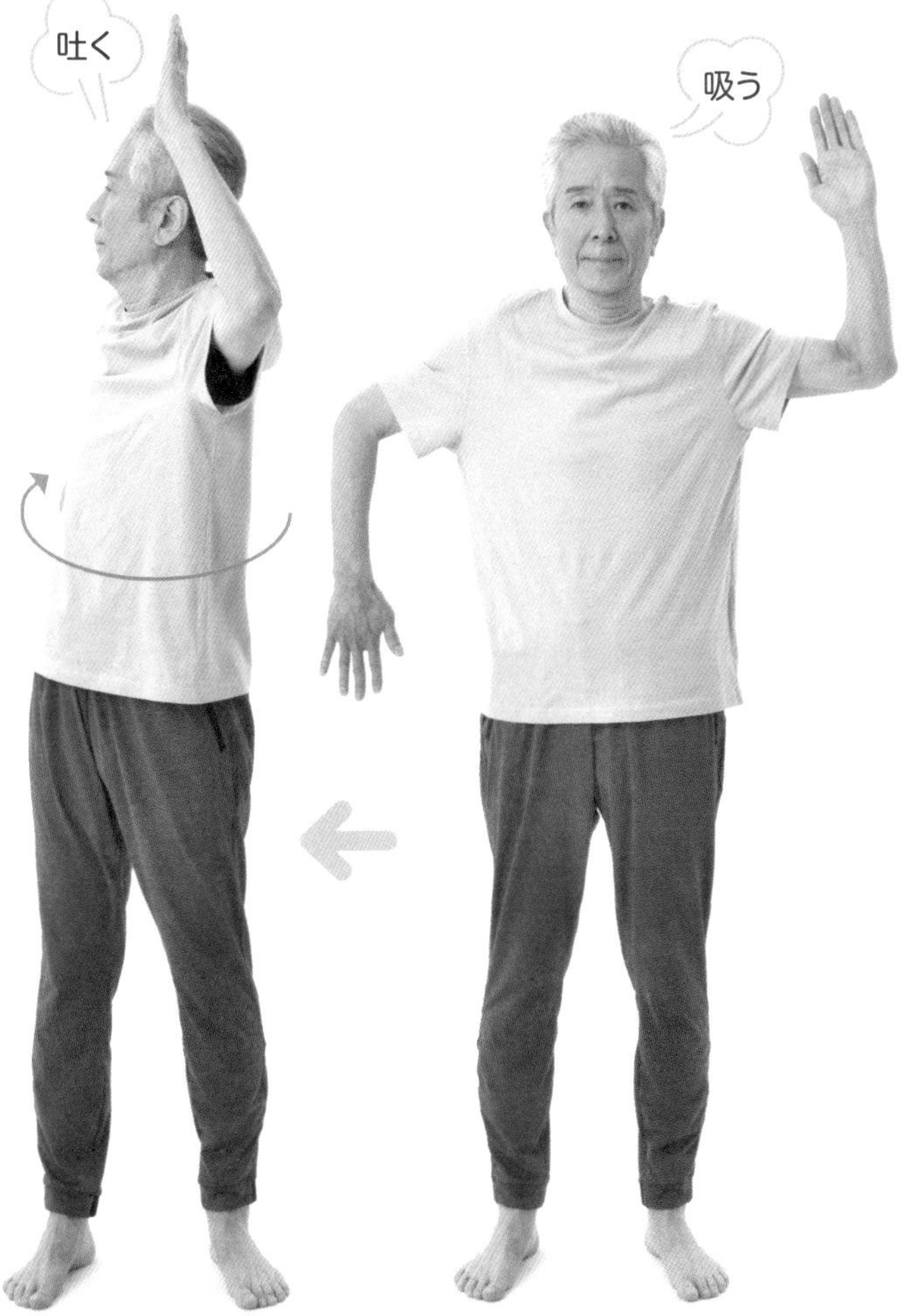

1 両腕を肩の高さまで上げ、ひじを直角に曲げます。腕の片方は上げ、逆側の腕は下げます。

2 胸を横に向けるようにゆっくりカラダをひねります。上げた方の腕が前に来るようにします。1の姿勢に戻して左右それぞれ8回ずつ繰り返します。

呼吸
カラダをひねるときに息を吐き、戻すときに吸います

ここがポイント!

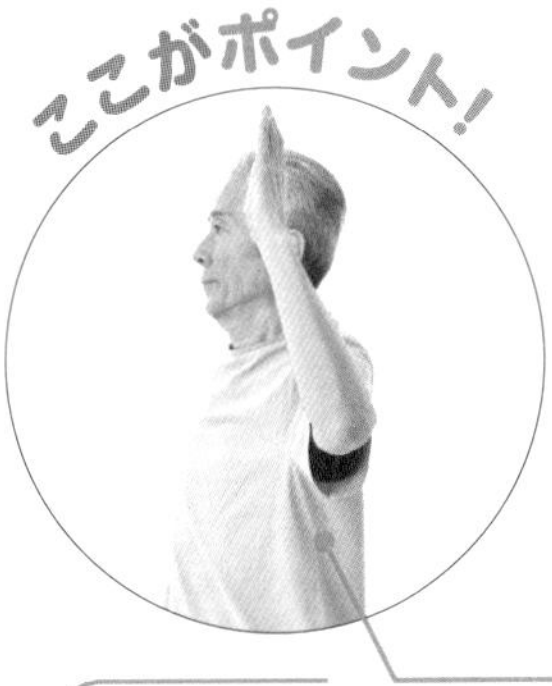

肋骨を回転させるイメージで行いましょう。顔も動く方向に向けます。

お出かけ前の
動作を
スムーズに
④

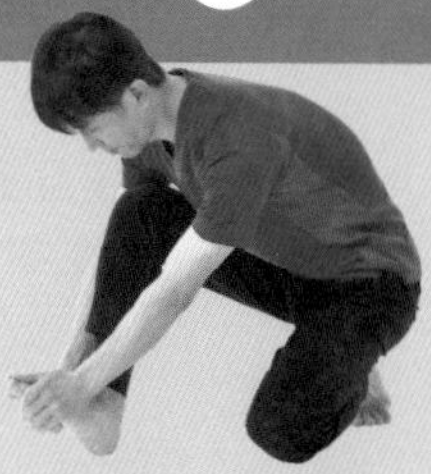

靴をすいすい履けるように

靴の履き口になかなか足が収まらず、手間どってしまうのは、足の感覚が鈍っているから。ひざ、つま先、足首、いろんな部位に、動き方を思い出させてあげましょう。

➤ストレッチはここを動かす!

足《そく》底《てい》の筋《きん》群《ぐん》

足の裏にはたくさんの骨があり、その分、関節も多くあります。関節をつなぐ筋肉が柔らかければ、足はすっと靴に入ります。硬くなると、体重を受け止める力が弱くなり、足首も動かしづらくなります。

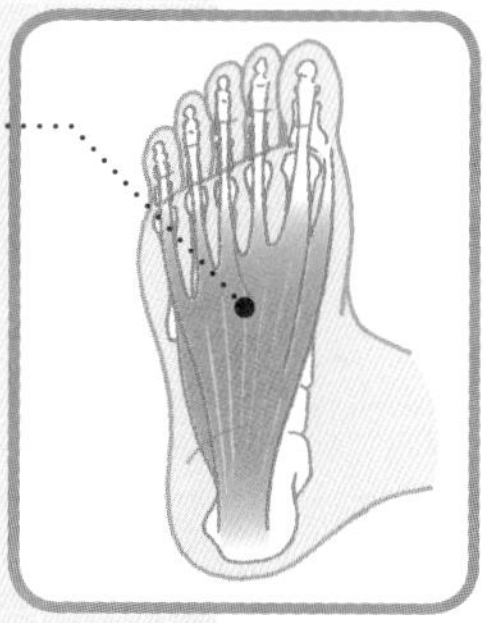

ストレッチ 1

足裏押し込みストレッチ

難易度 ★やさしい　回数 左右10秒ずつ×2セット

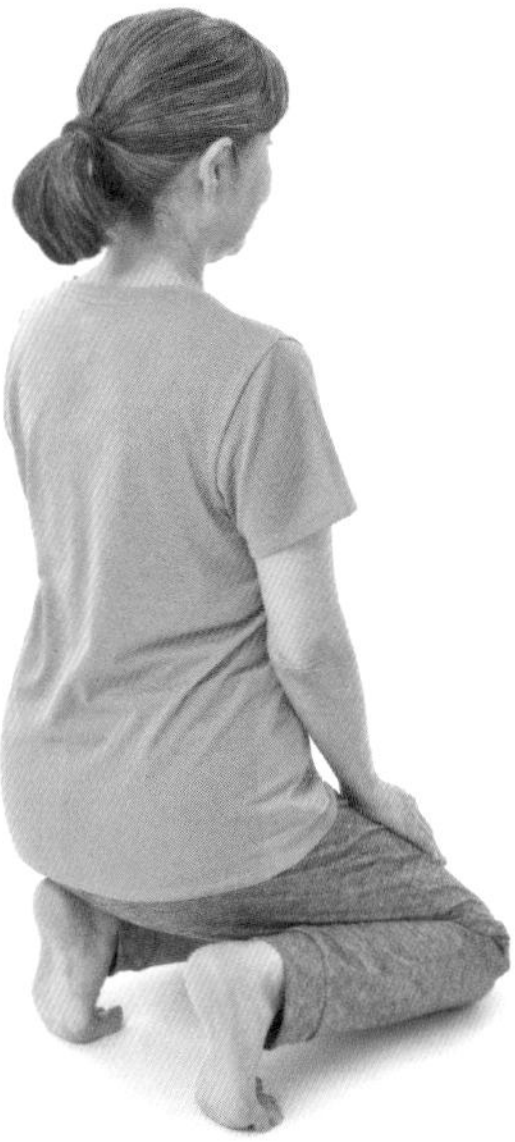

1 つま先を立てて正座をします。片方の足を、お尻より外側にずらします。

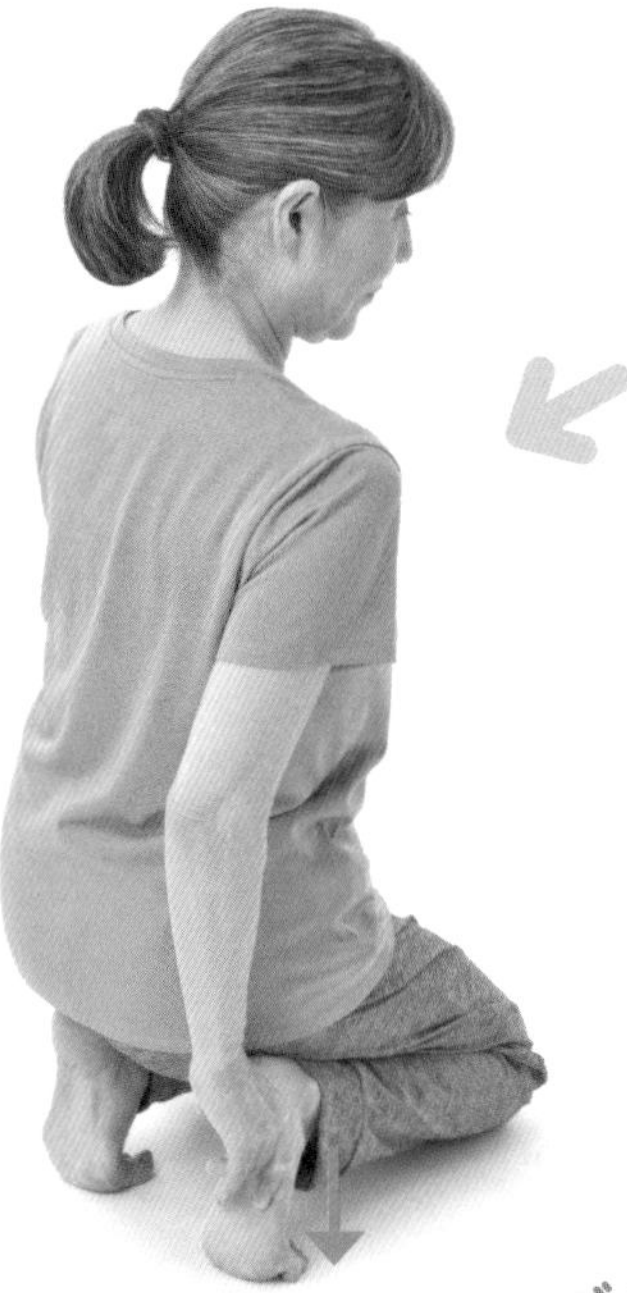

2 片手を、動かした方のかかとの上に置き、下に向かって押さえます。10秒キープしたら、反対の足も同様に。

呼吸
伸ばしている間、自然に呼吸をします

ここがポイント!

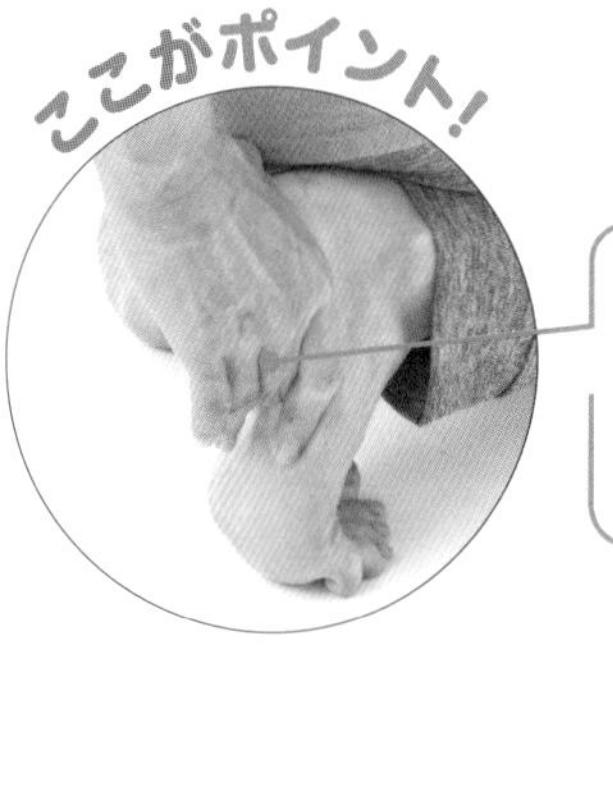

足の裏が反るような形になればOKです。

➤ストレッチはここを動かす!

前《ぜん》脛《けい》骨《こつ》筋《きん》

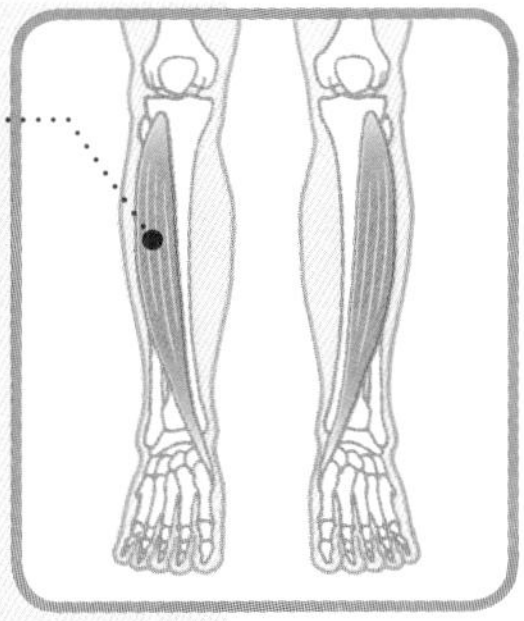

つま先や足の甲をすねの方に持ち上げる役割があります。ここが硬くなると、つま先を下に向ける動きが小さくなり、足首の角度がつきにくくなります。靴を履くさいに脚がつりそうになる方は、ここをストレッチして、可動域を狭めないようにしましょう。

ストレッチ 2

つま先縦長ストレッチ

難易度 ★やさしい

回数 左右10秒ずつ×2セット

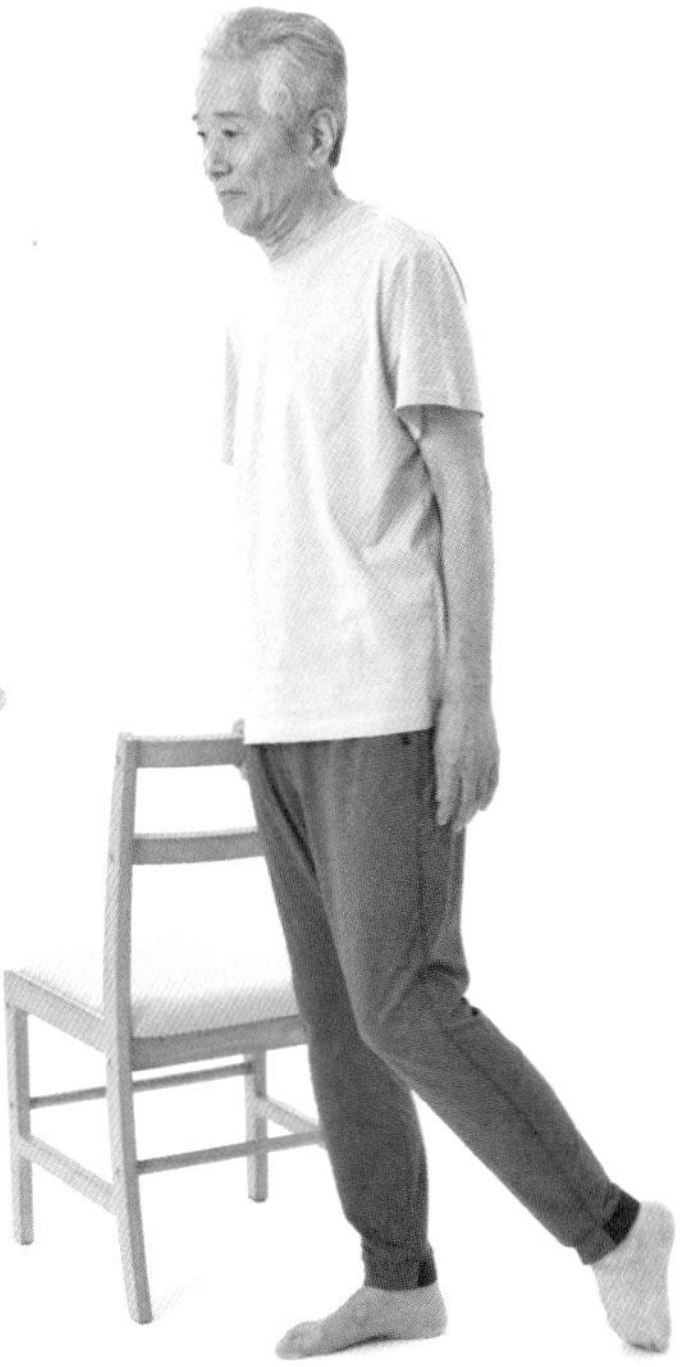

1 椅子の背などに手を置きます。片方の足のつま先を下に向け、床に当てます。

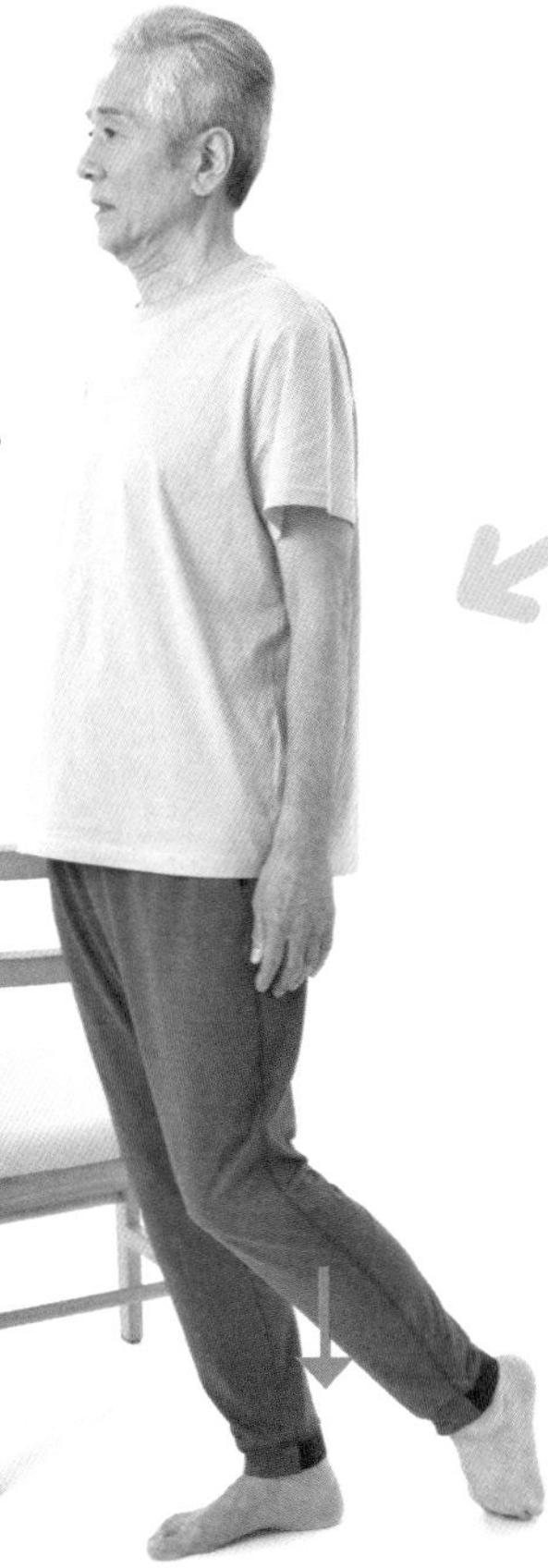

2 すねを下げ、つま先が床に当たる面を少しずつ広げます。10秒キープしたら、反対の足も同様に。

呼吸

伸ばしている間、自然に呼吸をします

ここがポイント!

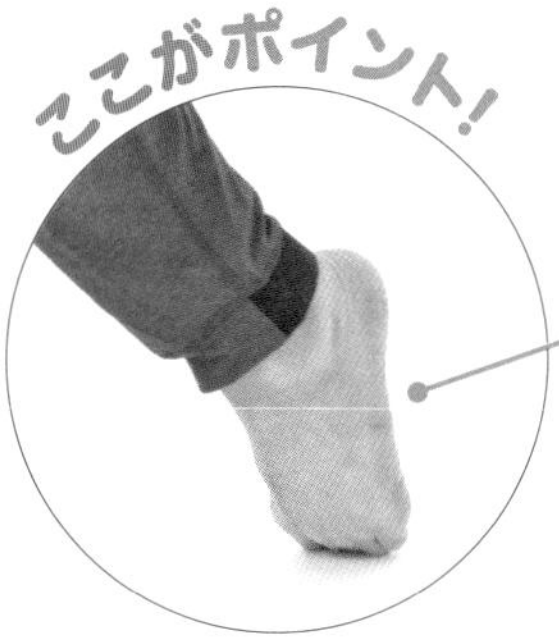

つま先から足の甲まで床に触れるようにします。

➤ 筋トレはここを動かす!

足《あし》関《かん》節《せつ》

　足首はつま先を上下するための関節と、ぐるぐる回すための関節に分かれています。靴を履いたり、脱いだりするさいに引っかかってしまうのは、足首の動きが小さかったり、過剰に動いているのが原因です。自分の足首がどの程度動くのかを意識しながら、トレーニングしましょう。

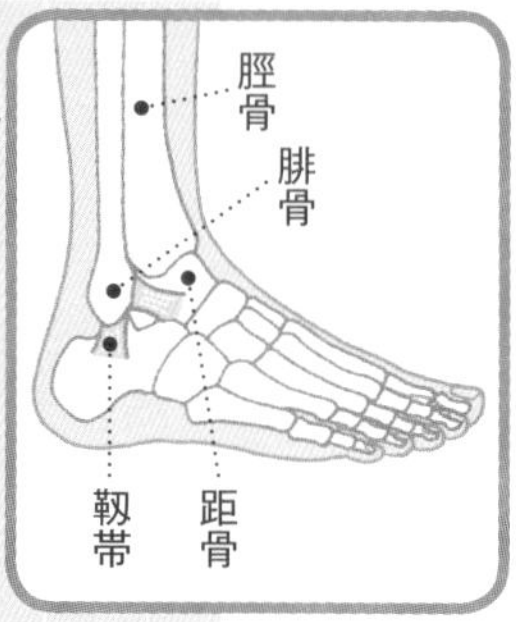

筋トレ 1

ペダル運動

難易度 ★やさしい

回数 左右それぞれ上下に8回×1セット
左右それぞれ右回し・左回し5回ずつ×1セット

1

あおむけに寝て、片ひざを両手で浅く抱えます。

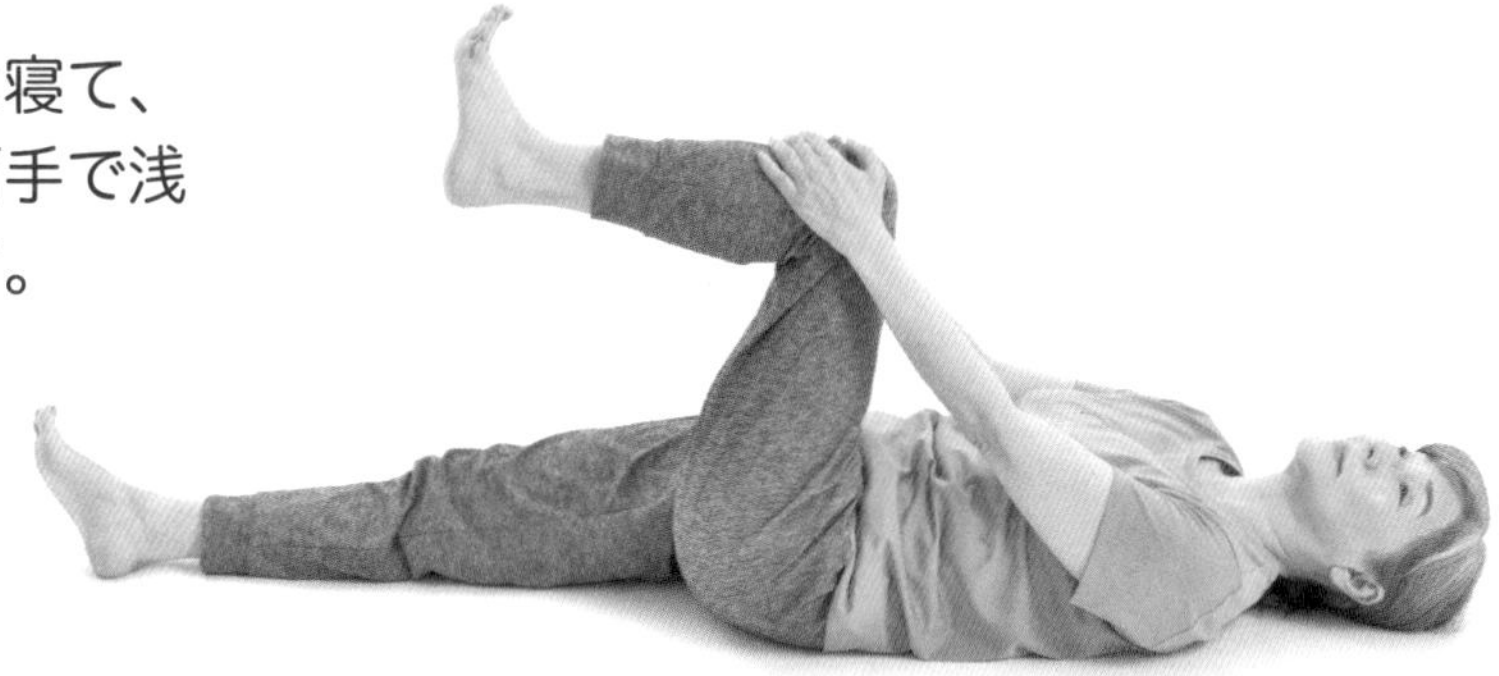

2

抱えた脚のつま先を上下に8回動かし、次に、右回し・左回し5回ずつ円を描くように動かします。反対の脚も同様に。

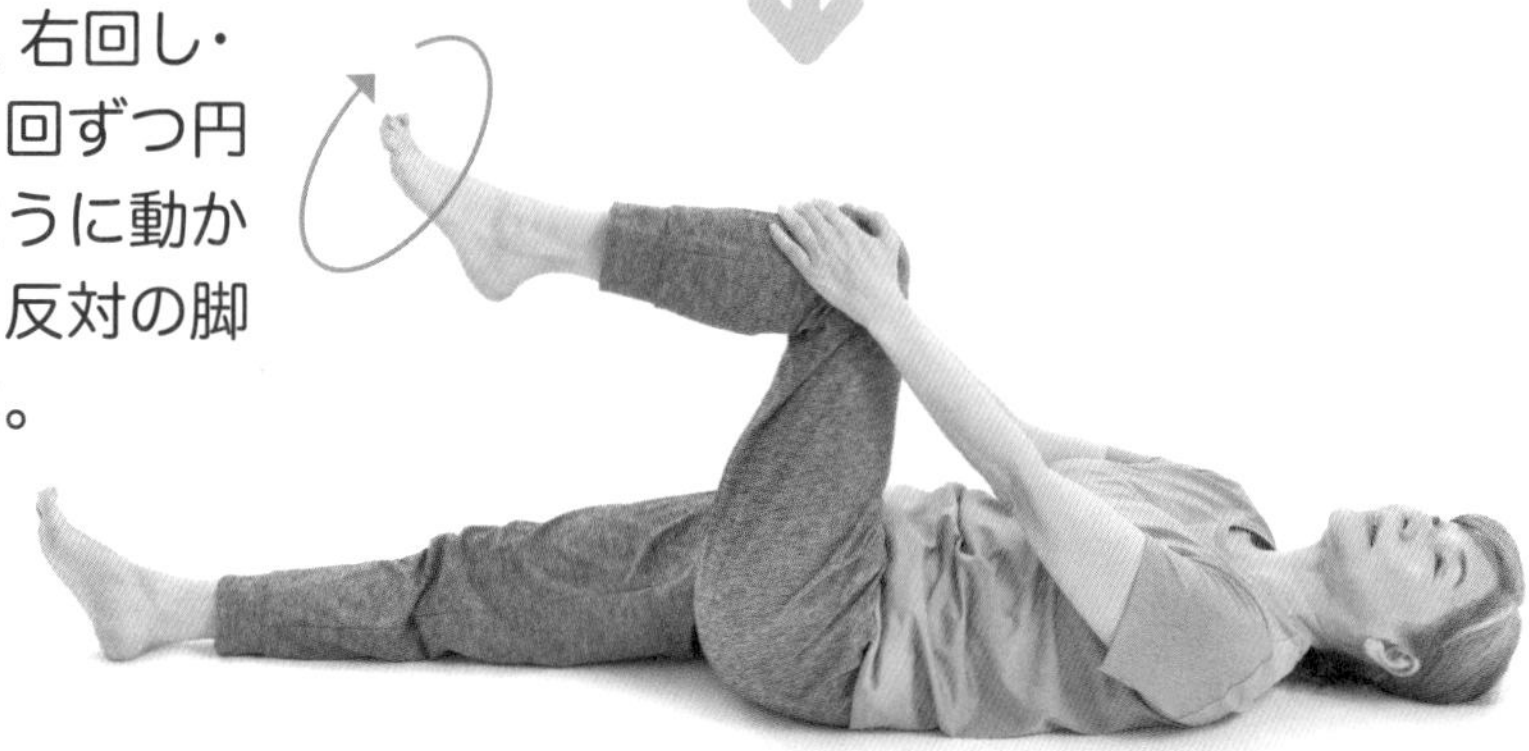

呼吸

動かしている間、自然に呼吸をします

ここがポイント!

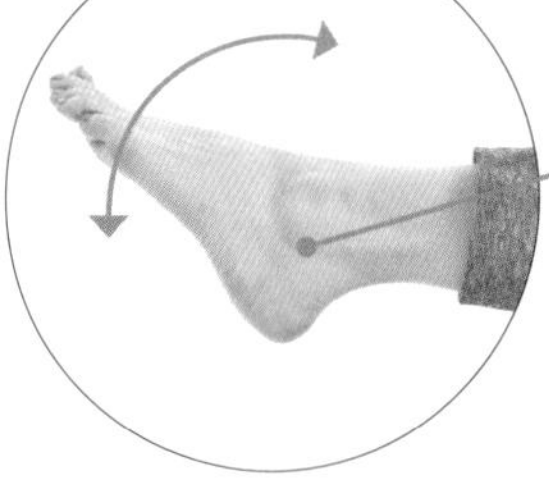

ゆっくりでよいので足首を動かす角度を大きくとりましょう。

➤筋トレはここを動かす!

前《ぜん》鋸《きょ》筋《きん》

肩甲骨と肋骨《ろっこつ》をつないでいる筋肉で、肩甲骨をカラダの前側に向かって動かす役割があります。靴を履くさい、足元に手が届きにくいときに、この筋肉をうまく使えれば、肩甲骨がより大きく動き、腕もより伸ばせるようになります。

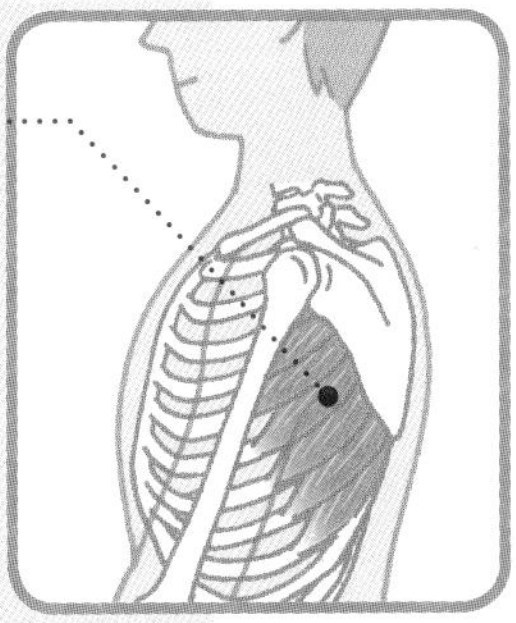

筋トレ 2

指先突き出し運動

難易度 ★やさしい

回数 8回×2セット

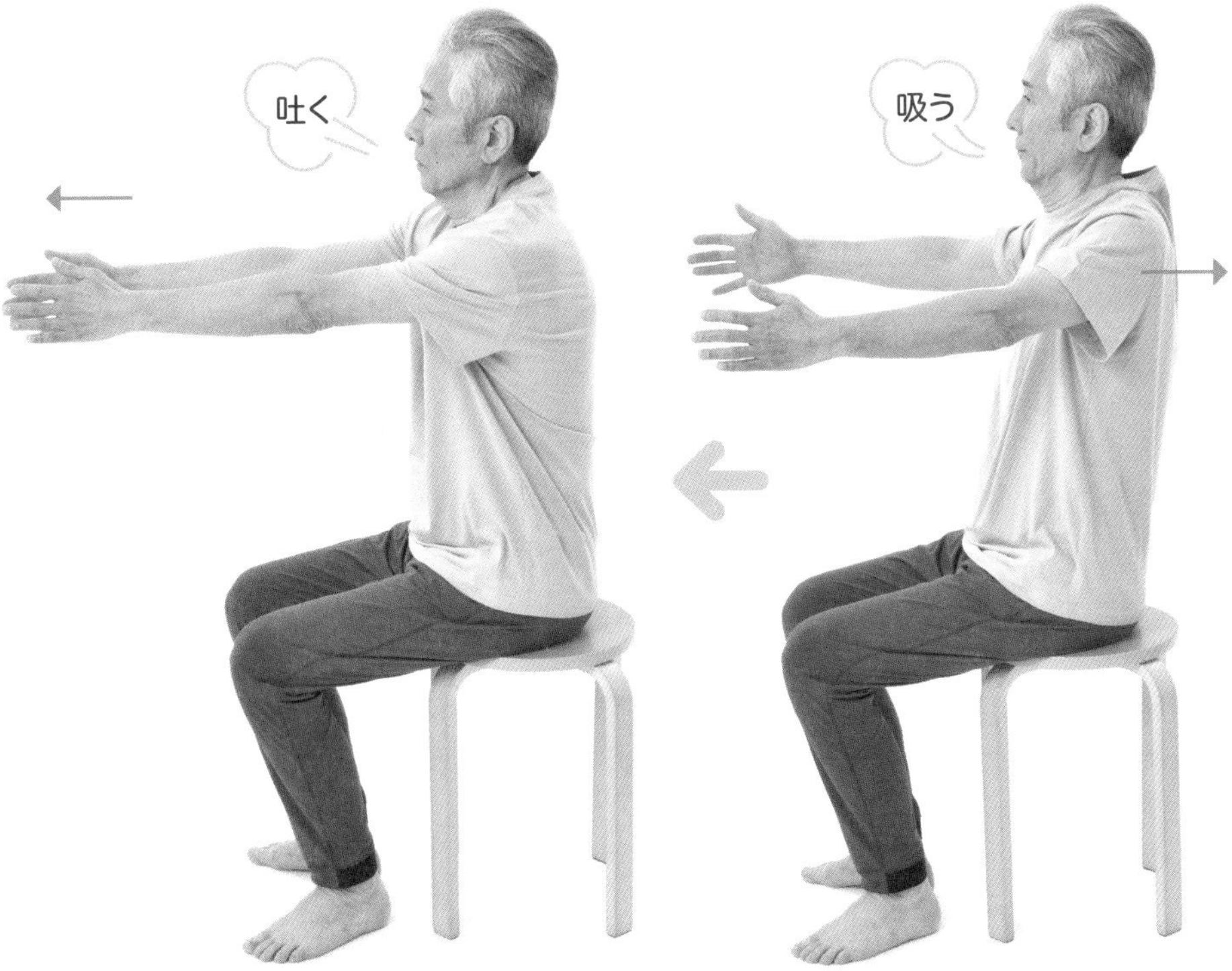

呼吸

腕を前に出すとき息を吐き、戻すときに吸います

椅子に座り、両腕を肩の高さで伸ばします。「指を前に突き出す動き」と「肩を引く動き」を、ゆっくり8回繰り返します。

ここがポイント!

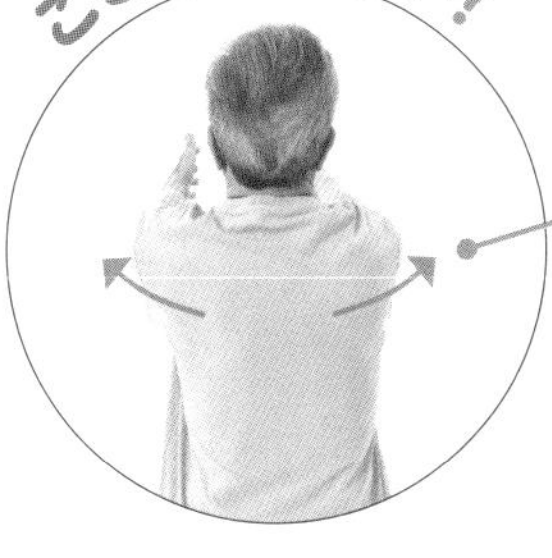

ひじは伸ばしたままで。肩甲骨の動きを意識します。

移動中の動作をスムーズに ①

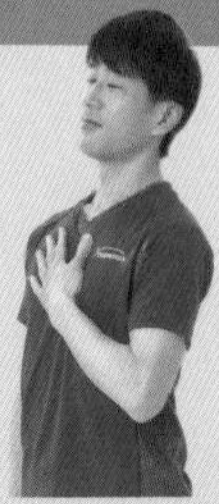

息切れしづらいカラダに

呼吸は、酸素をカラダに行きわたらせる、なくてはならない機能です。呼吸に使う部位をほぐし、鍛えることで、心肺、循環機能の衰えを防ぎましょう。

ストレッチ 1

喉《のど》元《もと》ストレッチ

難易度 ★やさしい

回数 左右10秒ずつ×2セット

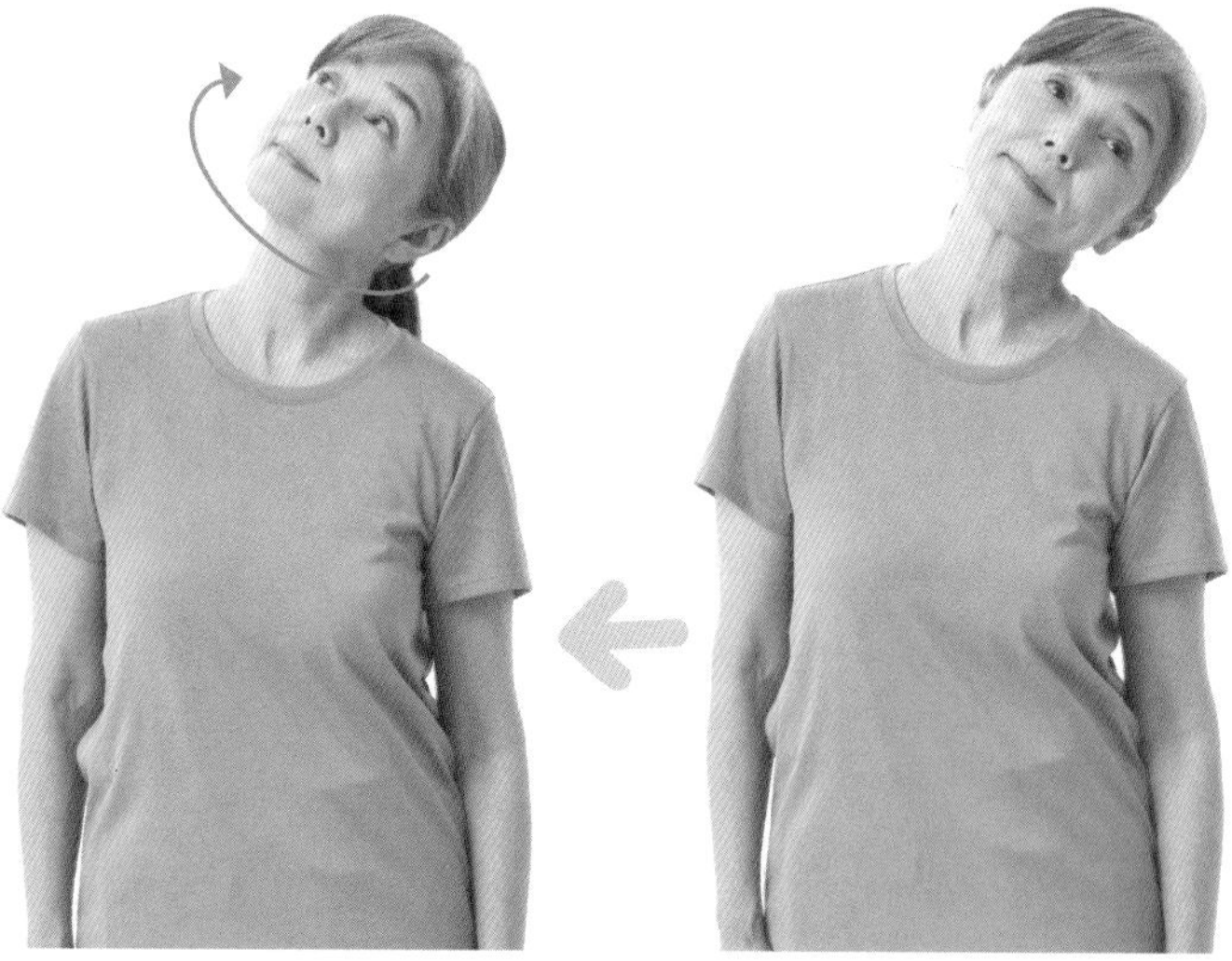

1 首を左側に倒します。

2 左の耳を前向きにずらすようにして、斜め上に向かって首をゆっくり回します。10秒キープしたら反対側も同様に。

呼吸
伸ばしている間、自然に呼吸します

ここがポイント!

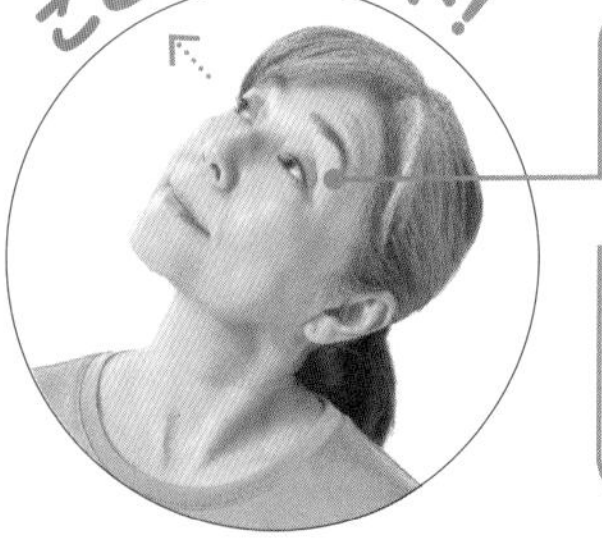

目線を斜め上に向けることで首を回しやすくなります。首の前側が伸びていることを意識して。

ストレッチはここを動かす!

斜《しゃ》角《かく》筋《きん》

「肩で息をする」という言葉がありますが、この筋肉には呼吸を補助する力があります。しかし年齢を重ねると、胸で呼吸する力が弱くなり、ここばかり使ってしまうことも。リラックスさせ、胸で呼吸する力を高めます。

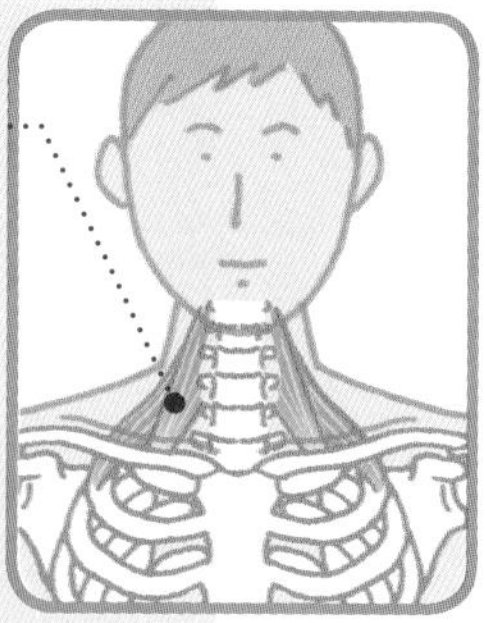

➤ストレッチはここを動かす！

腹《ふく》直《ちょく》筋《きん》

「腹筋」としておなじみの筋肉です。ここが硬いと、体幹まで硬くなり、無意識のうちにカラダが力んだ状態に。胸の筋肉ともつながっているため、呼吸が浅い原因にもなります。カラダの前側の筋肉を大きく広げて、肺の働きも活性化させましょう。

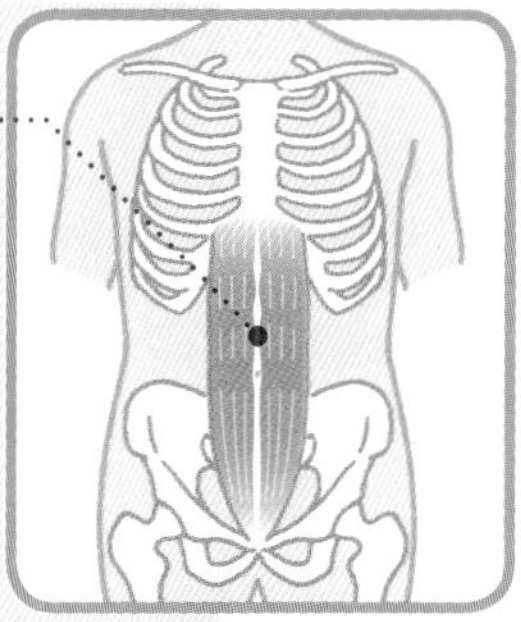

ストレッチ 2

あおむけバンザイストレッチ

難易度 ★ やさしい　回数 10秒×2セット

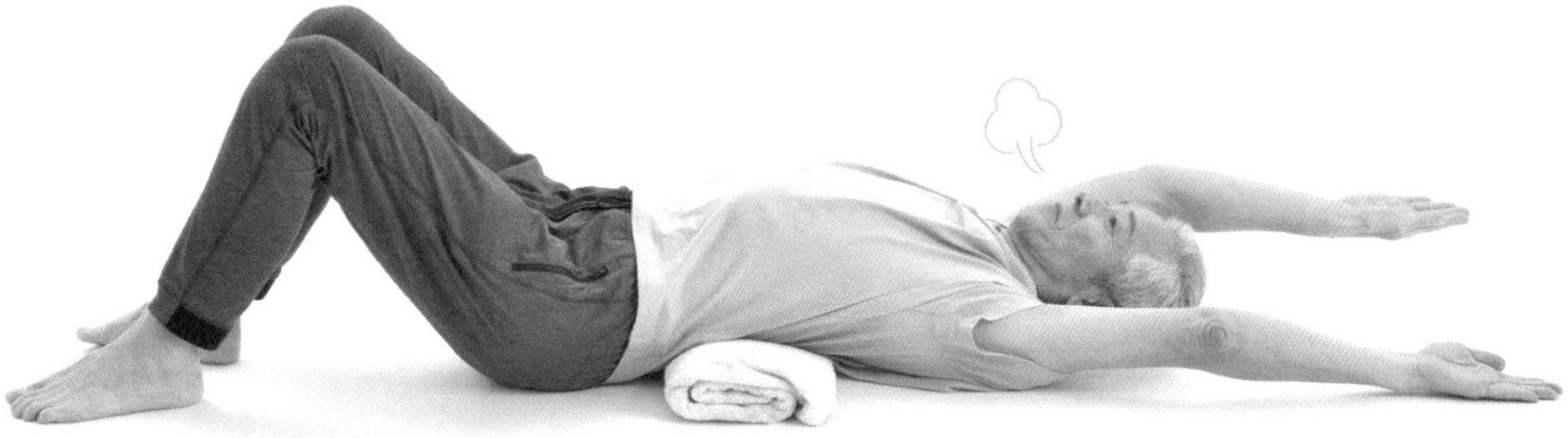

呼吸
伸ばしている間、自然に呼吸します

タオルを筒状に丸めて腰の下に入れます（背中が軽く反るくらいのサイズが目安）。ひざを曲げてあおむけに寝ます。両腕を頭の上まで上げ、カラダの前面が広がっているのを意識しながら、ゆっくりと 10 秒呼吸します。

ここがポイント！

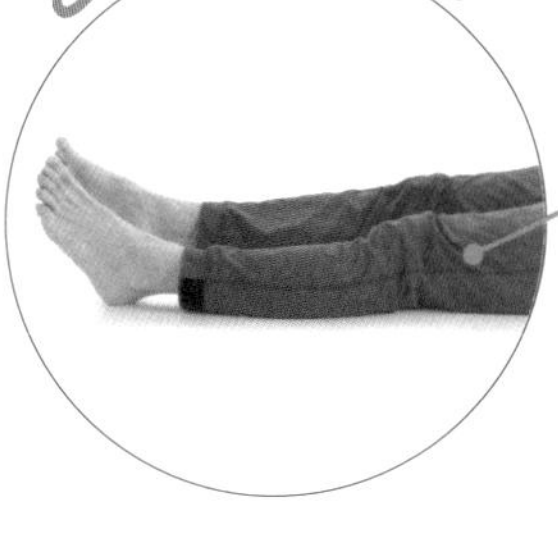

余裕があれば脚を伸ばします。目線は真上を見てあごが上がりすぎないようにします。

➤筋トレはここを動かす!

腹《ふく》横《おう》筋《きん》

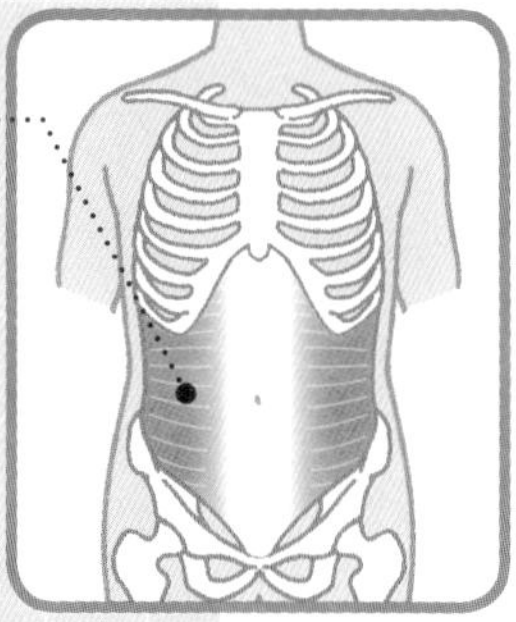

お腹の筋肉のなかでは、いちばん深い部分にあります。胸の動きに合わせて、この筋肉が四方に広がるようなイメージで息ができれば、赤ちゃんのような深い呼吸になります。また、腰を安定させる役割もしているので、腰痛の予防や、改善にも効果的です。

筋トレ 1

あおむけふくらませ呼吸

難易度 ★やさしい

回数 5～8呼吸×2セット

1

あおむけに寝て、両ひざを立てます。手を甲を上にして腰の下に差し入れます。

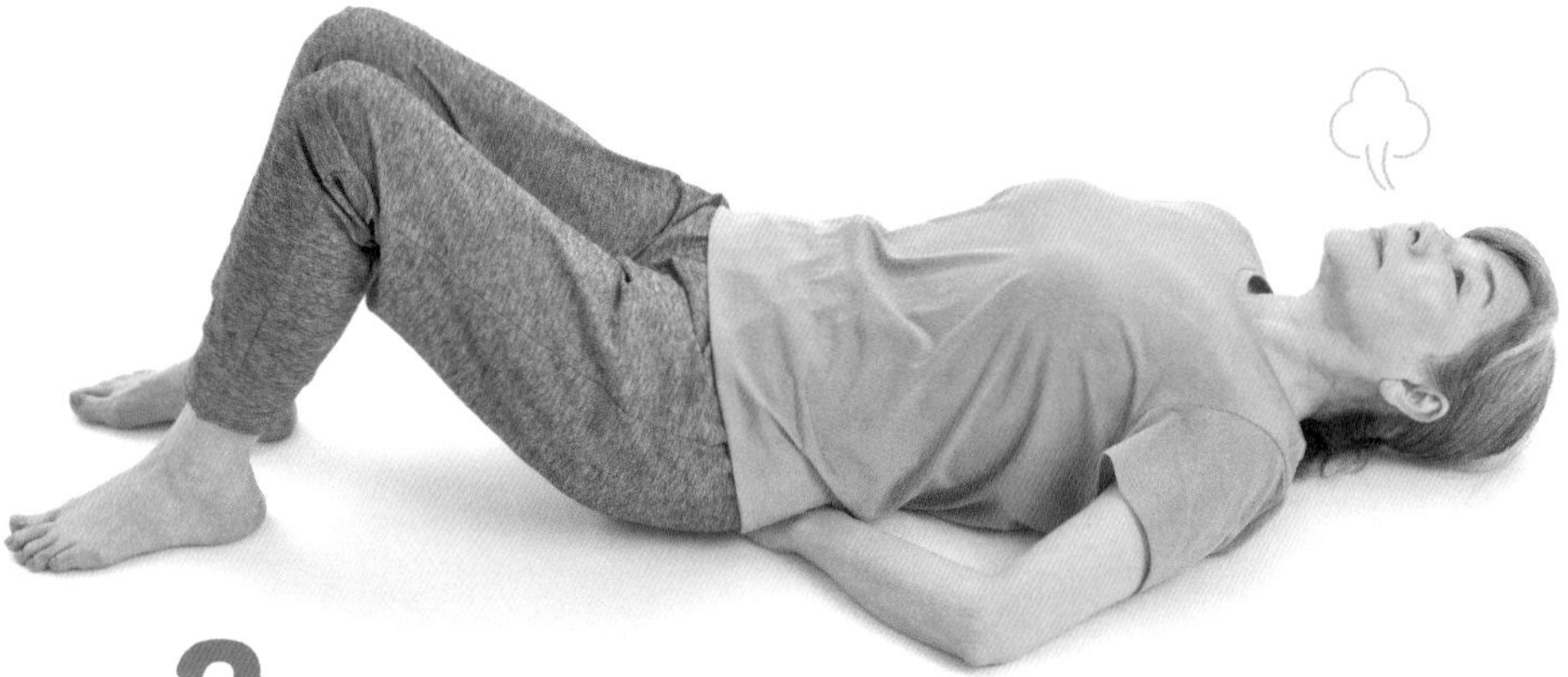

2

息を鼻からゆっくり吸って、鼻からゆっくりと吐きます。理想は「5秒かけて吸い、5秒かけて吐く」。ゆっくり5～8回繰り返します。

ここがポイント!

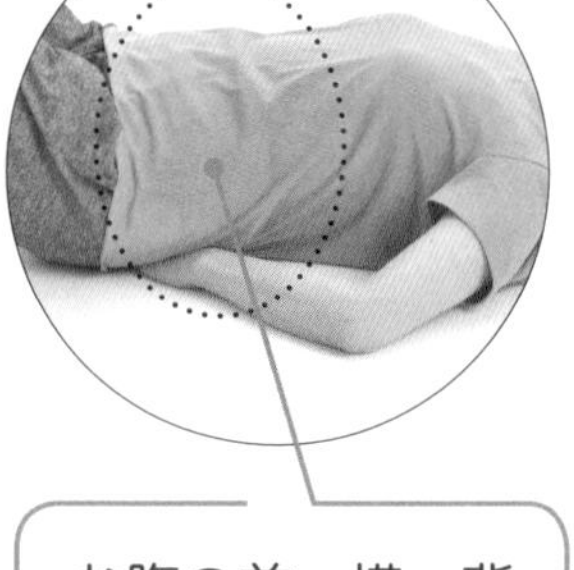

お腹の前、横、背中がふくらんでいくようにします。

筋トレ 2

さらし巻き呼吸

難易度 ★やさしい

回数 5～8呼吸×2セット

➤筋トレはここを動かす!

横《おう》隔《かく》膜《まく》

胸の下部で胸部と腹部を分ける筋肉です。焼き肉でいう「ハラミ」に当たります。ここが下がると肺がふくらんで息を吸え、上がると吐けます。横隔膜の動く力は、呼吸のしやすさに直結しているといえます。

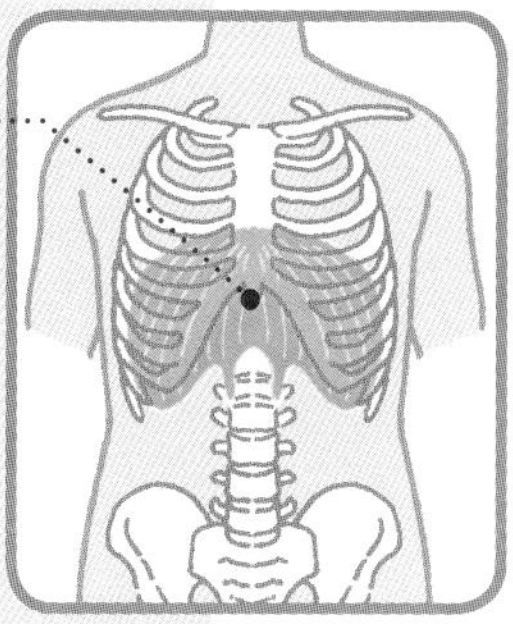

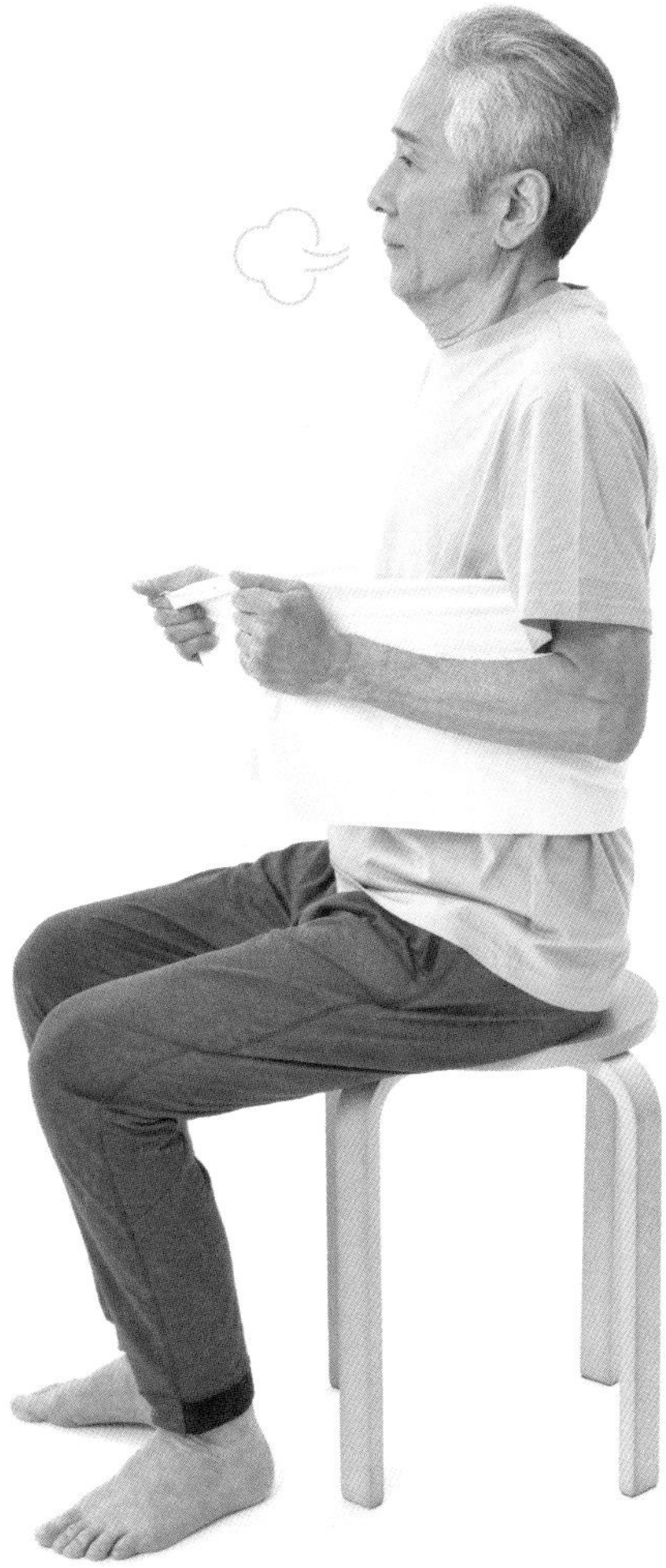

1

椅子に座り、長めのタオルを背中から回してカラダの前で両手でつかみます。

2

息を鼻からゆっくり吸って、鼻からゆっくりと吐きます。理想は「5秒かけて吸い、5秒かけて吐く」。ゆっくり5～8回繰り返します。

ここがポイント!

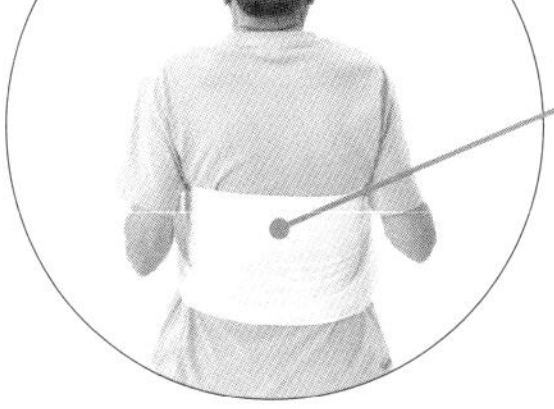

背中がふくらみ、タオルと押し合うようなイメージで行います。

移動中の動作をスムーズに ②

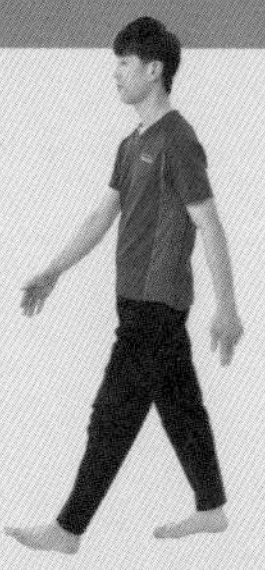

歩行の安定感を取り戻す

歩くことは、それ自体が足腰の筋力アップ、心肺機能の維持につながります。安定感を高め、無理なく、どこまでも歩けるカラダをめざしましょう。

ストレッチはここを動かす！

腓《ひ》腹《ふく》筋《きん》

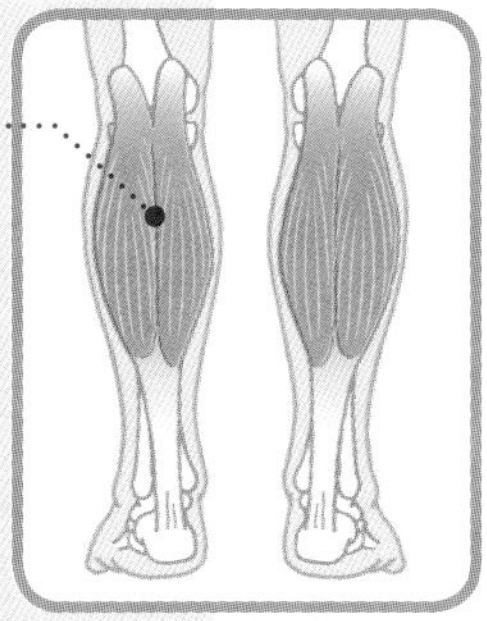

歩くときに、ふらつくのは、一歩一歩の足をつく位置がばらけるから。ここを伸ばして足首の曲がりをよくし、カラダを前に進める動きをスムーズにしましょう。

ストレッチ 1

アキレスストレッチ

難易度 ★やさしい

回数 左右10秒ずつ×2セット

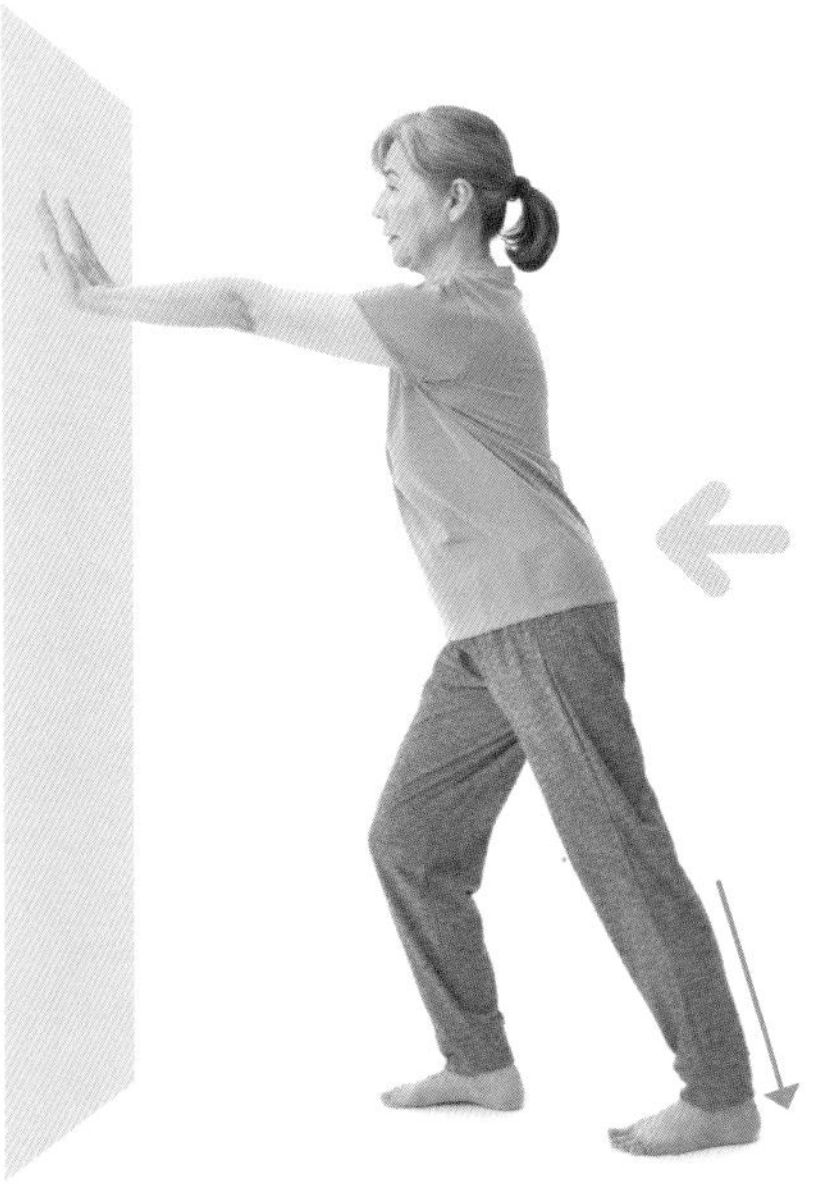

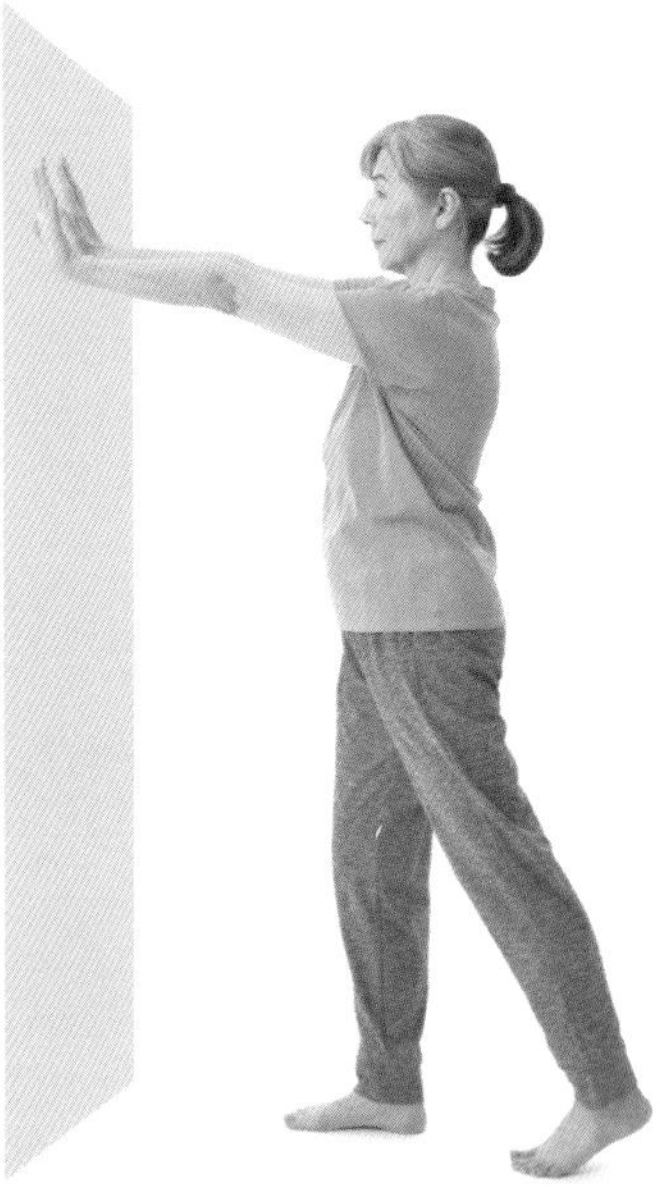

1 壁に両手をついて、片方の脚を後ろに引きます。

2 かかとを床につけ、壁を押すようにしてふくらはぎの筋肉を伸ばします。10秒キープしたら脚を換えて同様に。

呼吸

伸ばしている間、自然に呼吸をします

ここがポイント！

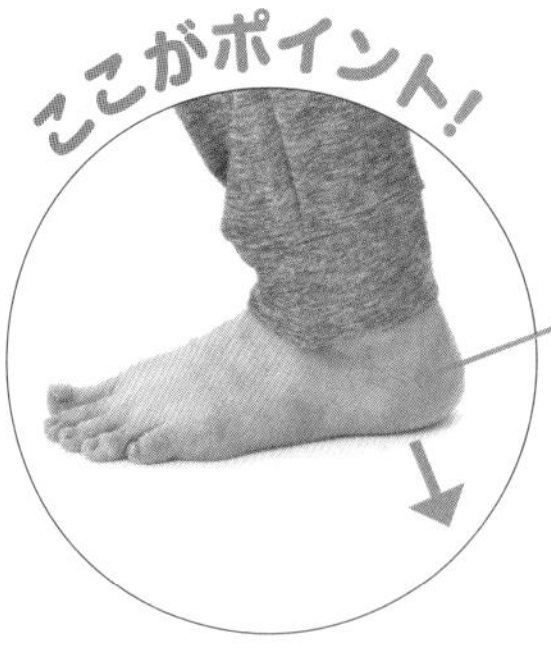

かかとの骨を、床に押しつけるようにします。

ストレッチ 2

ひざ曲げ太ももストレッチ

難易度 ★やさしい

回数 左右10秒ずつ×2セット

➤ストレッチはここを動かす！

大《だい》腿《たい》四《し》頭《とう》筋《きん》

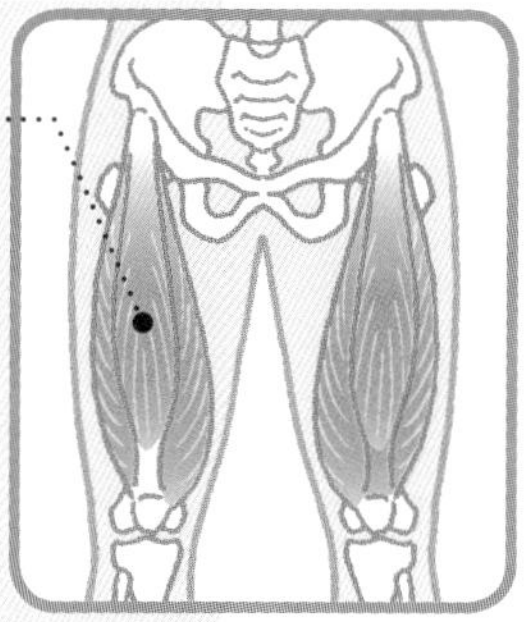

　大腿四頭筋は股関節からひざまで続く大きな筋肉で、歩くさいに地面から受ける力に対応し、カラダを安定させています。この筋肉の柔軟性がキープできていれば、ひざがなめらかに動きます。ひざを守るたいせつな筋肉なので日ごろから十分にケアをしましょう。

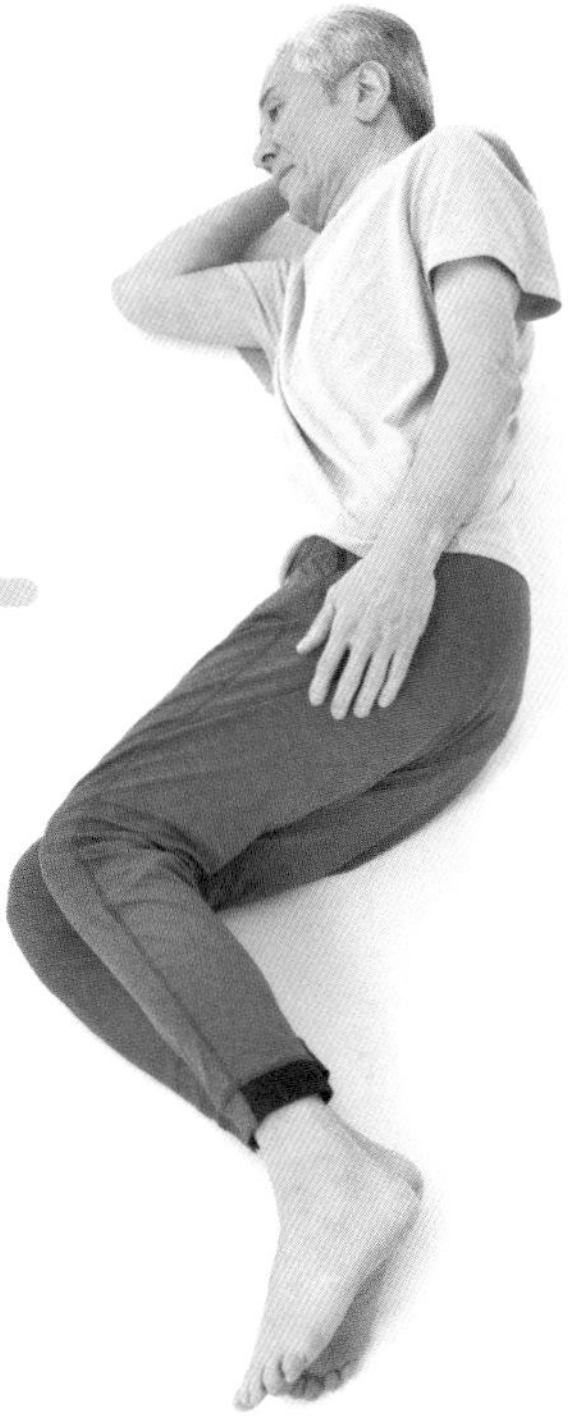

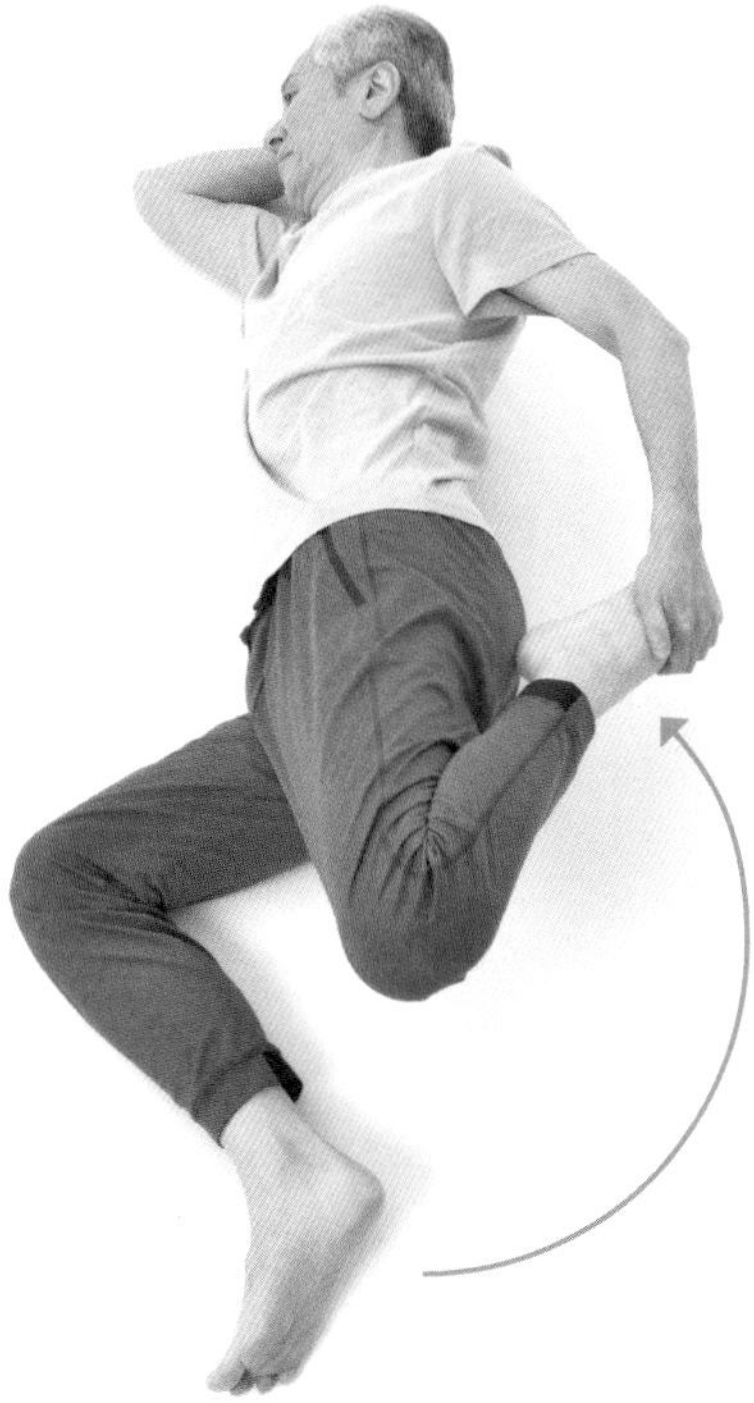

1 横向きに寝て両脚を重ねます。

2 上の脚のひざを曲げてつま先を持ちます。つかんだ足をゆっくり後ろに引いたまま10秒キープします。反対の脚も同様に。

呼吸
伸ばしている間、自然に呼吸をします

ここがポイント！

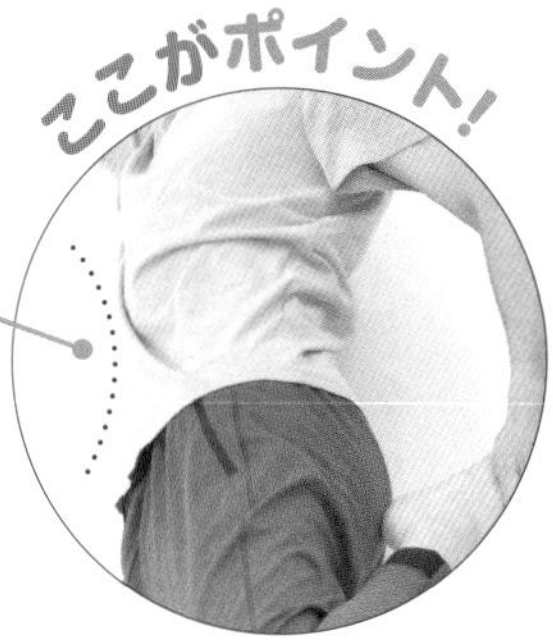

お腹を少しへこませて、腰の反りを抑えましょう。

➤ **筋トレ**はここを動かす!

腹《ふく》斜《しゃ》筋《きん》群《ぐん》

　歩くさい、人は単に脚を前に出すだけでなく、骨盤から上半身までを回転させて動いています。上半身と下半身をつなぐこれらの筋肉を活かせば、重心を無理なく移動できるようになります。スタスタ歩くためのトレーニングです。

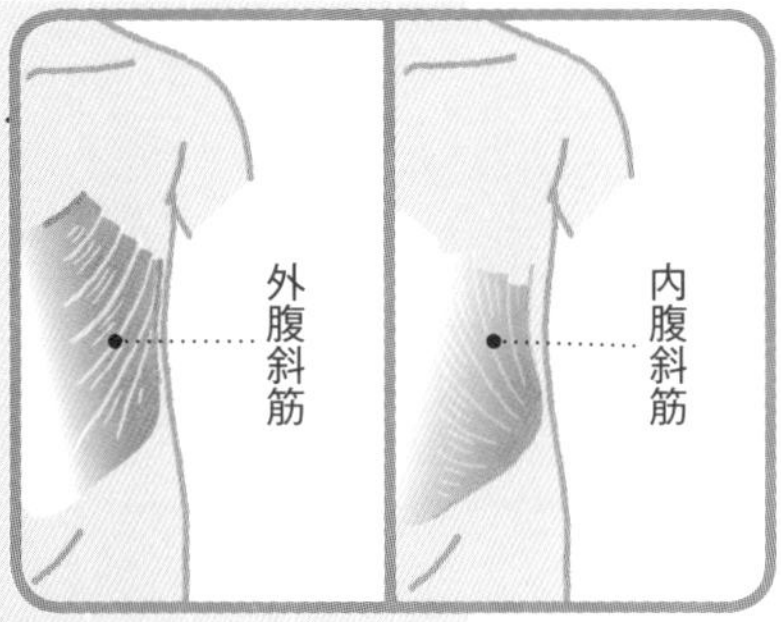

筋トレ
1

わき腹骨盤歩き

難易度 ★★ ふつう

回数 前後8歩ずつ×2セット

1

脚を伸ばして座り、腕をカラダの前で組みます。

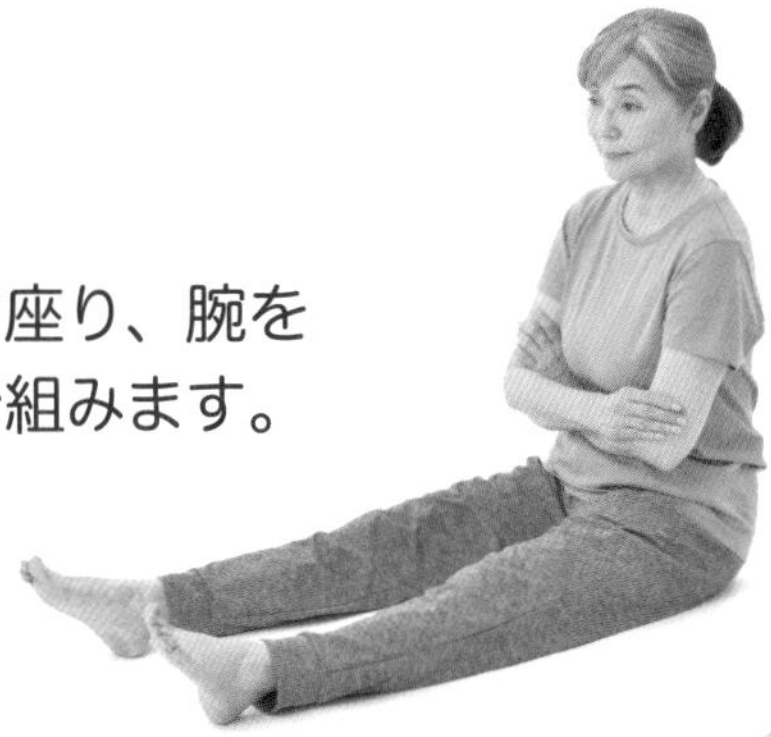

2

腕を組んだまま左右にふり、左右のお尻を交互に少し浮かしながら、前に進みます。8歩分進んだら、同様にして後ろに戻ります。

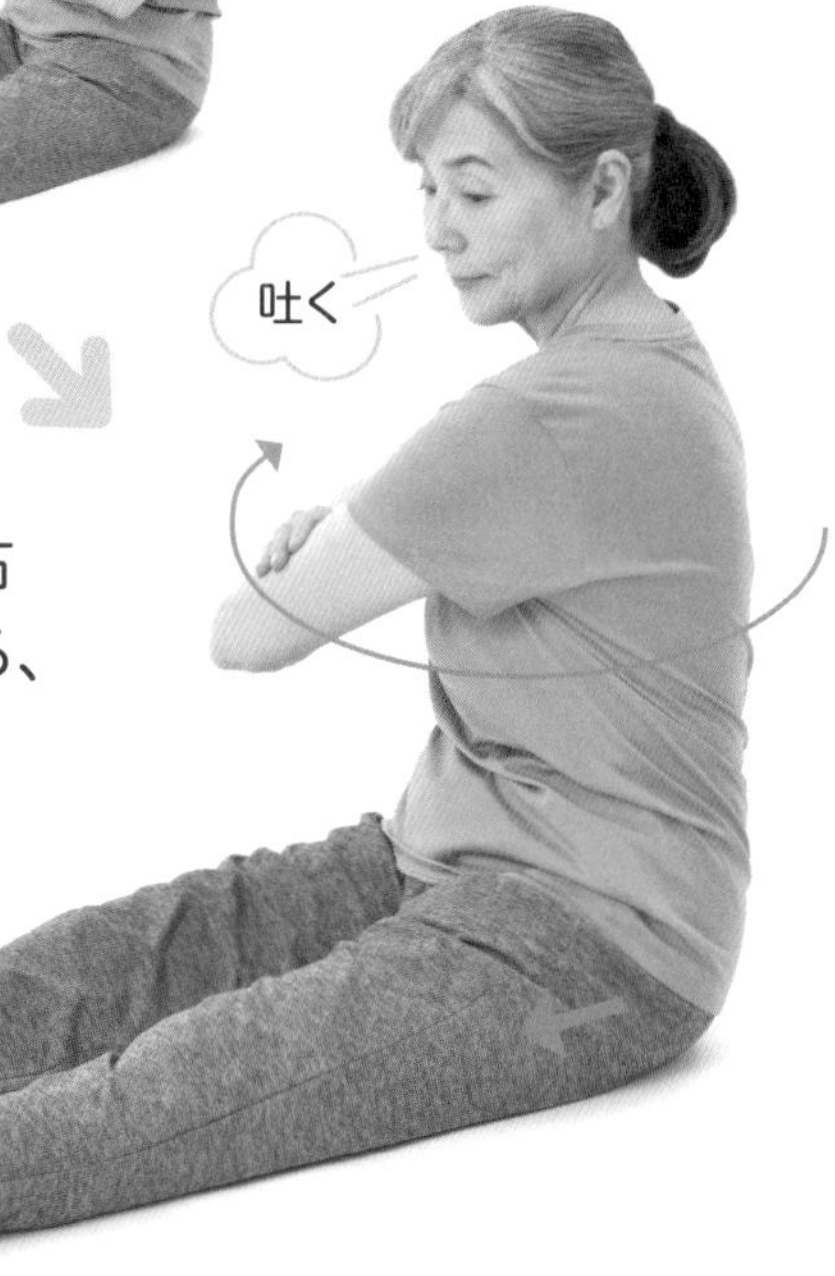

呼吸
お尻を動かすとき息を吐くようにします

ここがポイント!

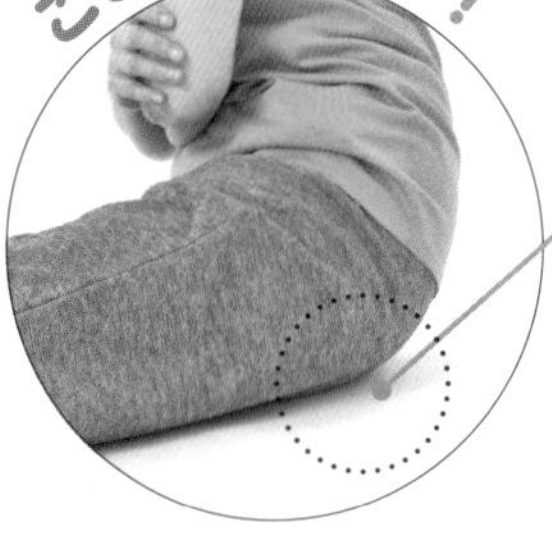

床をズルズル滑らないよう、一歩ずつお尻の骨を浮かせるようにしましょう。

筋トレ 2

タオル引き寄せ運動

難易度 ★★ ふつう

回数 左右10回ずつ寄せる×2セット

筋トレはここを動かす！

足《そく》底《てい》の筋《きん》群《ぐん》

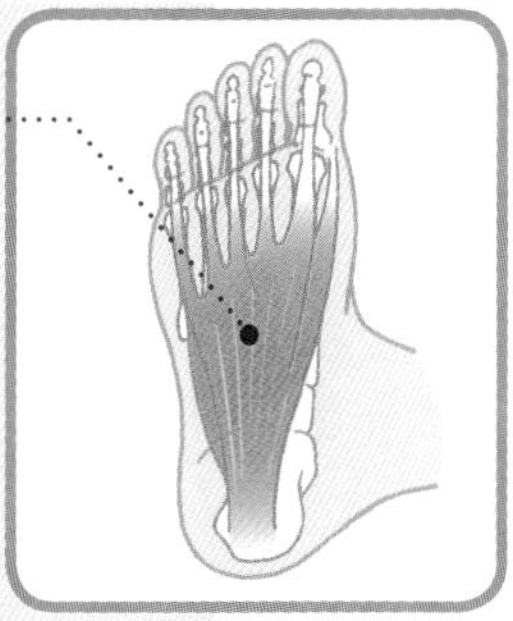

人は歩くとき、ひざ、骨盤、脊柱、頭など、あらゆる部位をバランスよく使いますが、見逃されがちなのが足の裏です。唯一、地面と接する部位ですので、ここの感覚をさびつかせないようにすれば、ぐらっときてもとっさにカラダを立て直せます。扁平足《へんぺいそく》の予防にもなるトレーニングです。

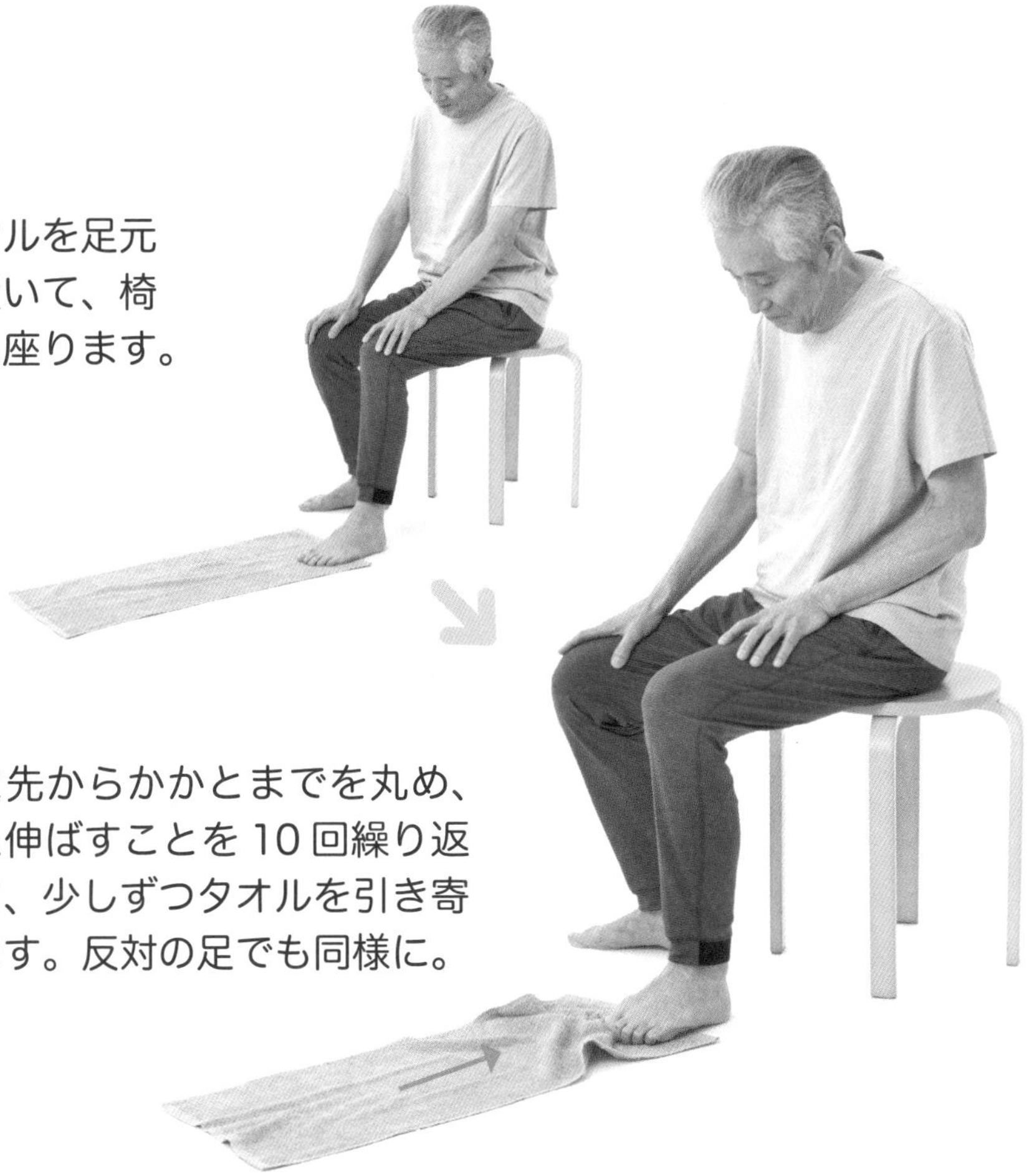

1

タオルを足元に置いて、椅子に座ります。

2

つま先からかかとまでを丸め、また伸ばすことを10回繰り返して、少しずつタオルを引き寄せます。反対の足でも同様に。

呼吸

動かしている間、自然に呼吸をします

ここがポイント！

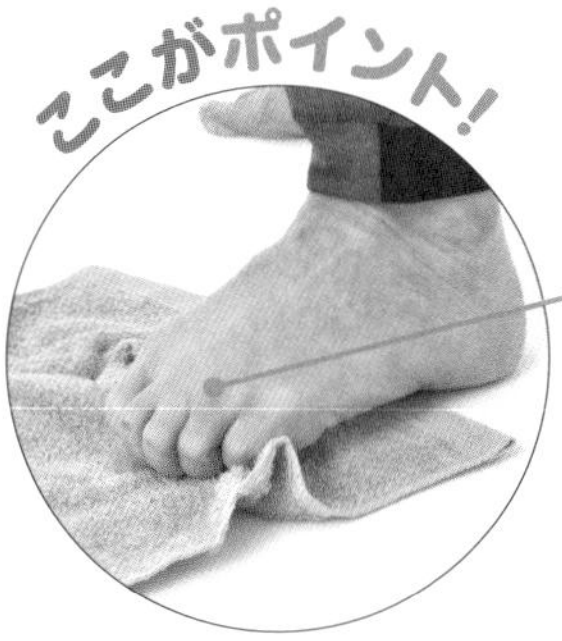

焦らずじっくりと行います。足の裏を1回1回最後まで丸めきるようにします。

移動中の動作をスムーズに ③

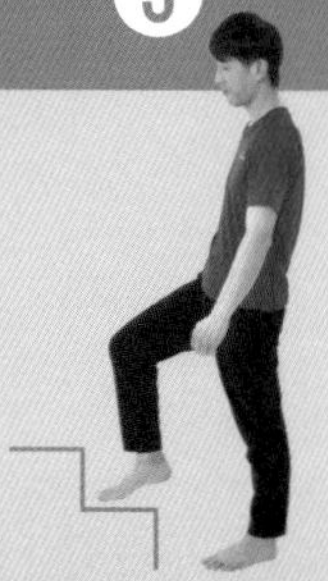

階段を楽に上り下りできるように

股関節回りがしっかり動き、カラダを支える機能が保たれていれば、いつまでも問題なく階段を上り下りできます。

ストレッチ 1

ひざ抱え込みストレッチ

難易度 ★やさしい

回数 左右10秒ずつ×2セット

➤ストレッチはここを動かす！

大《だい》殿《でん》筋《きん》

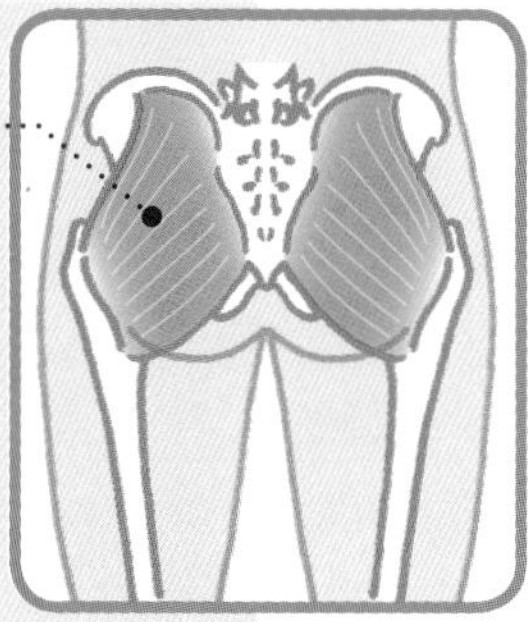

　大殿筋は曲げた股関節を伸ばす働きをします。階段で、脚を持ち上げるさいは、この筋肉が伸びることで脚の高さが生まれます。また、ここが硬くなると骨盤が後ろに傾くため、重心も後ろに傾きます。

1 あおむけに寝て、片脚を胸に向かって両手で10秒間抱え込みます。

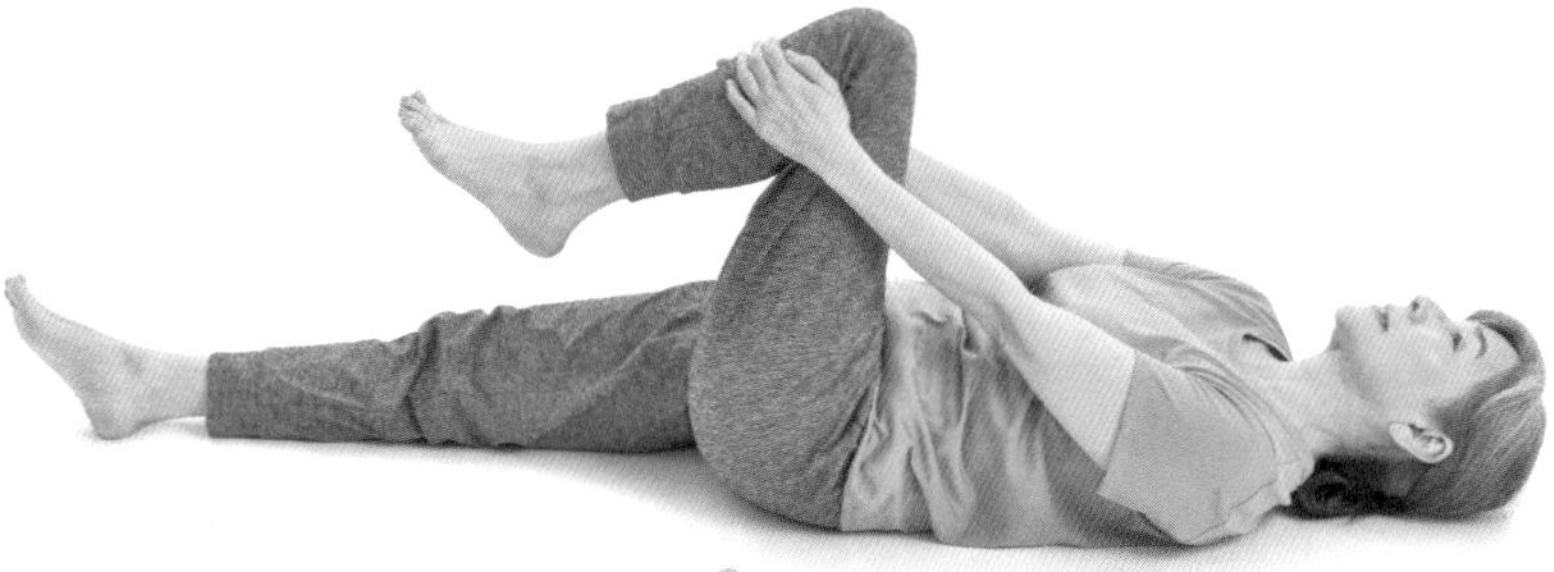

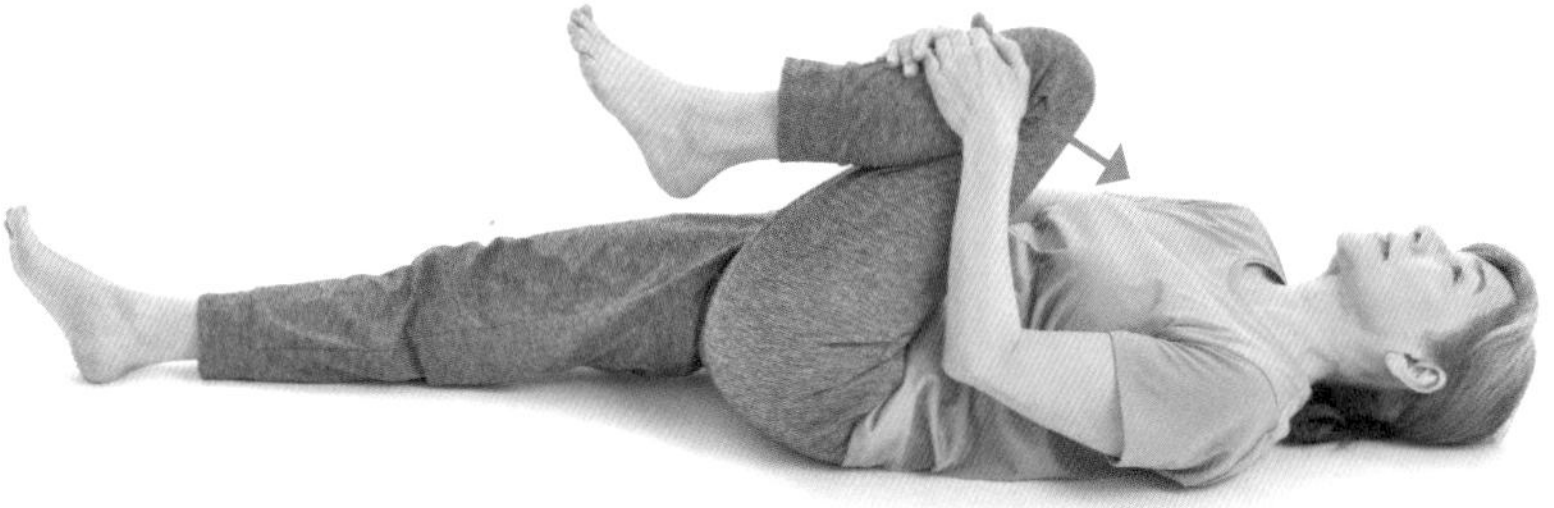

2 余裕があれば、胸の逆側に向けてもひざを伸ばします。10秒キープしたら反対の脚も同様に。

呼吸
伸ばしている間、自然に呼吸をします

ここがポイント！

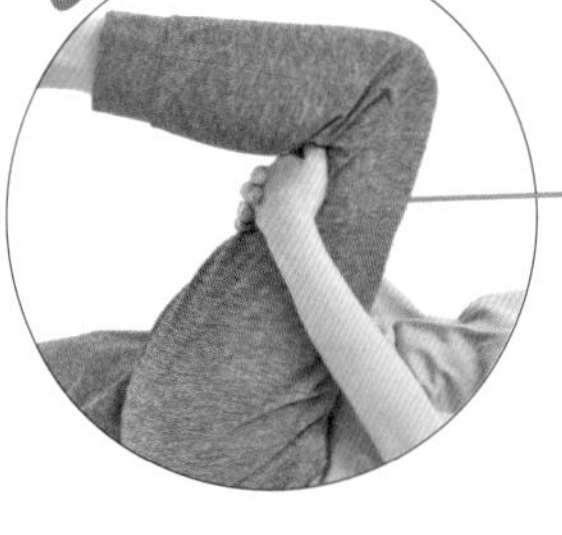

ひざの上からでも下からでも、抱えやすい形で行いましょう。

ストレッチはここを動かす!

腸《ちょう》腰《よう》筋《きん》

股関節を曲げ、脚を引き上げる動きをします。ここが柔軟に動くと、連動しているお尻の筋肉「大殿筋」(右ページ)もよく動き、脚が楽に上がります。

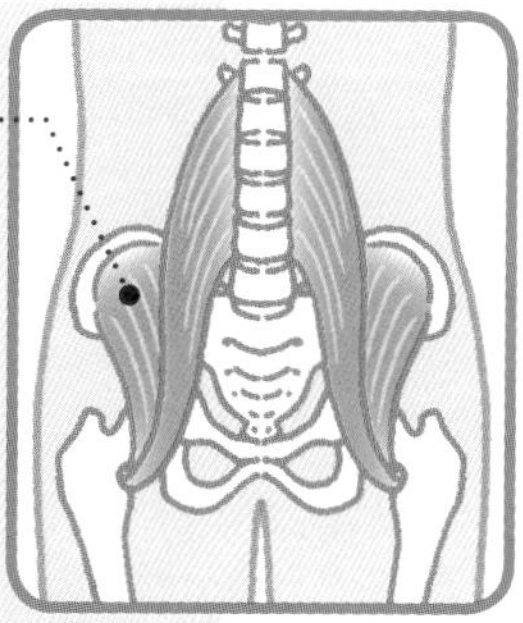

ストレッチ 2

脚の踏み出しストレッチ

難易度 ★やさしい

回数 左右10秒ずつ×2セット

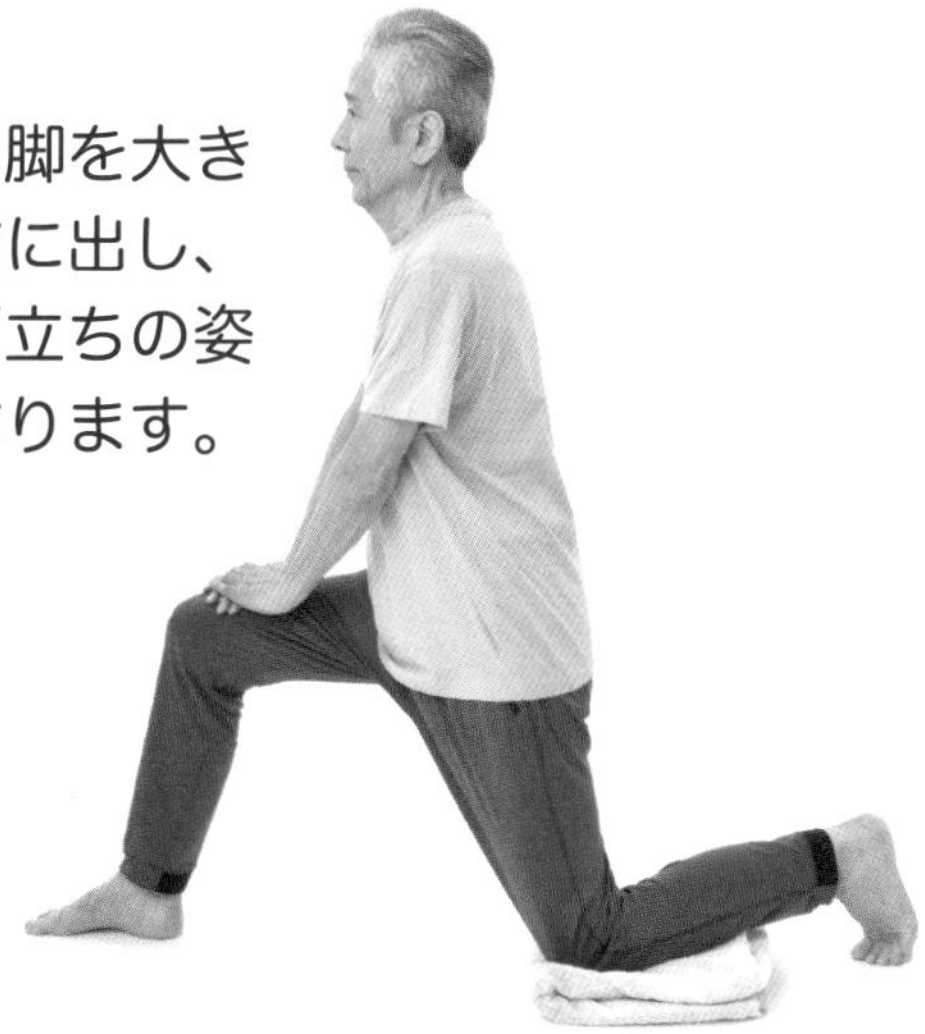

1 片方の脚を大きめに前に出し、片ひざ立ちの姿勢を作ります。

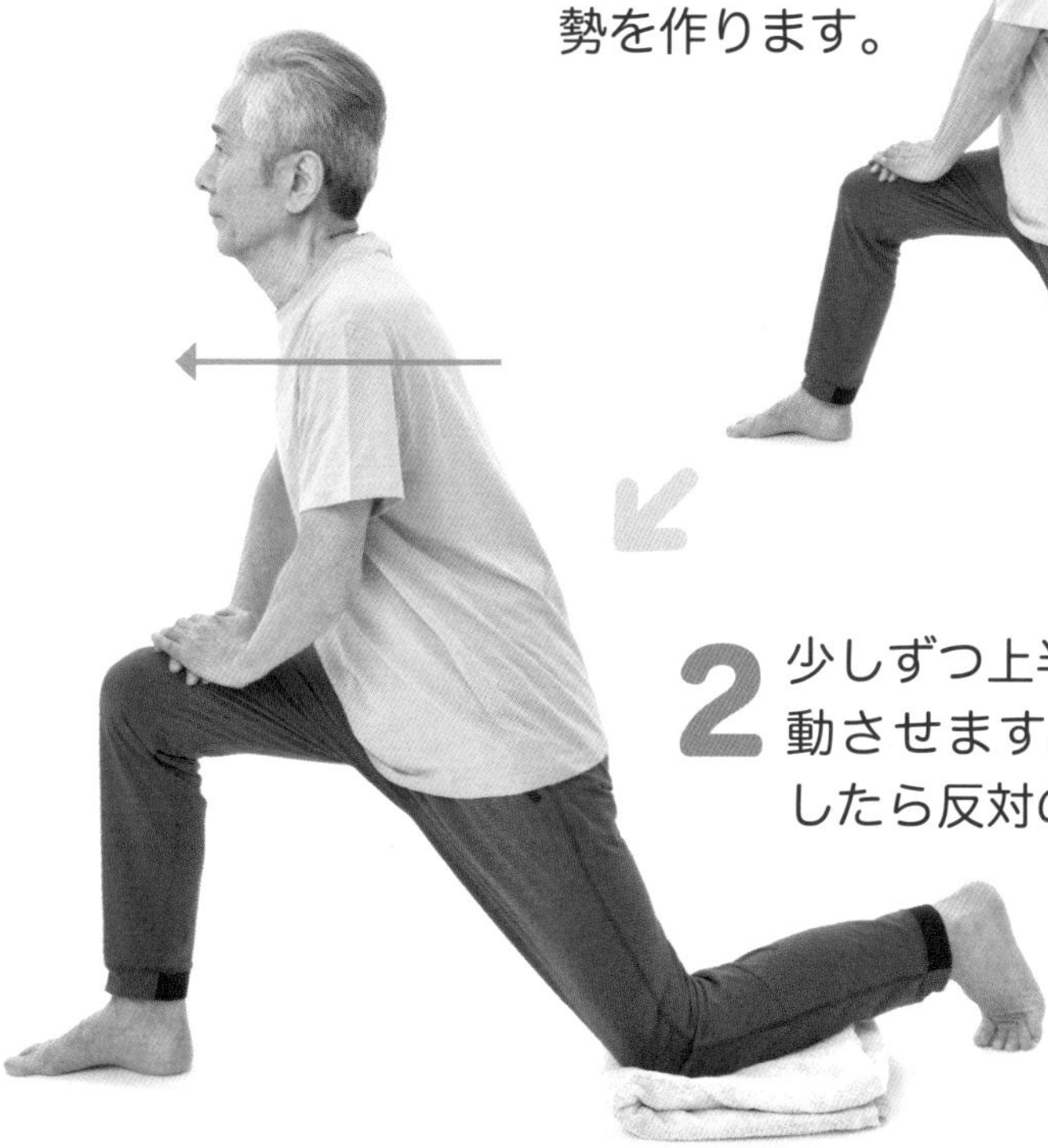

2 少しずつ上半身を前方に移動させます。10秒キープしたら反対の脚も同様に。

呼吸
伸ばしている間、自然に呼吸をします

ここがポイント!

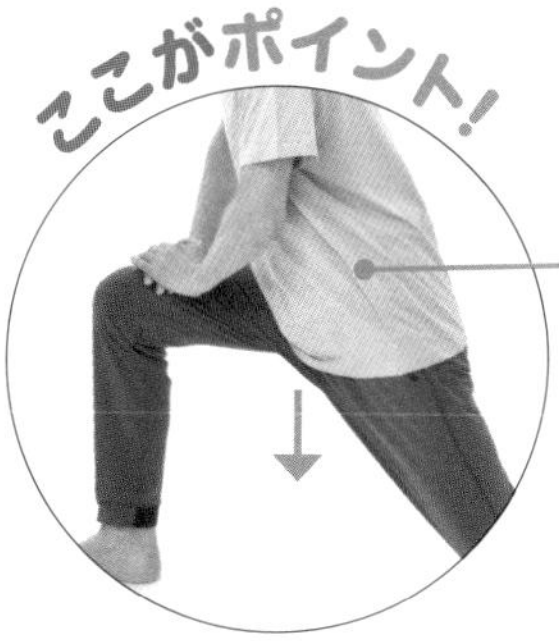

前に出した脚側のお尻を下に落とすよう意識します。バランスが取りにくい場合は、椅子などにつかまって行います。

➤筋トレはここを動かす!

大《だい》殿《でん》筋《きん》

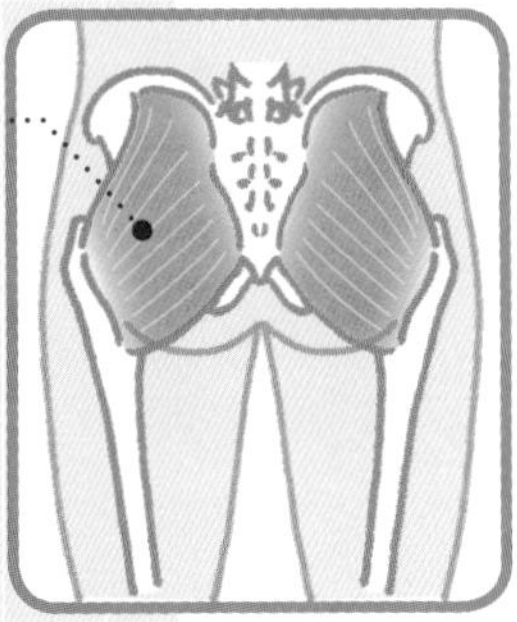

お尻の筋肉は、階段を上るさいに重要な役割を果たします。踏み込んだ脚に体重をスムーズにのせつつ、股関節を動かしてカラダを上方に引き上げます。お尻の筋肉をはじめ、股関節回りの筋肉をうまく使えば、カラダの軸に近い、より大きな筋肉が力を存分に発揮できるので、ひざの負担も少なくなります。

筋トレ 1

踏み込みバランススクワット

難易度 ★★★ むずかしい

回数 左右8回ずつ×2セット

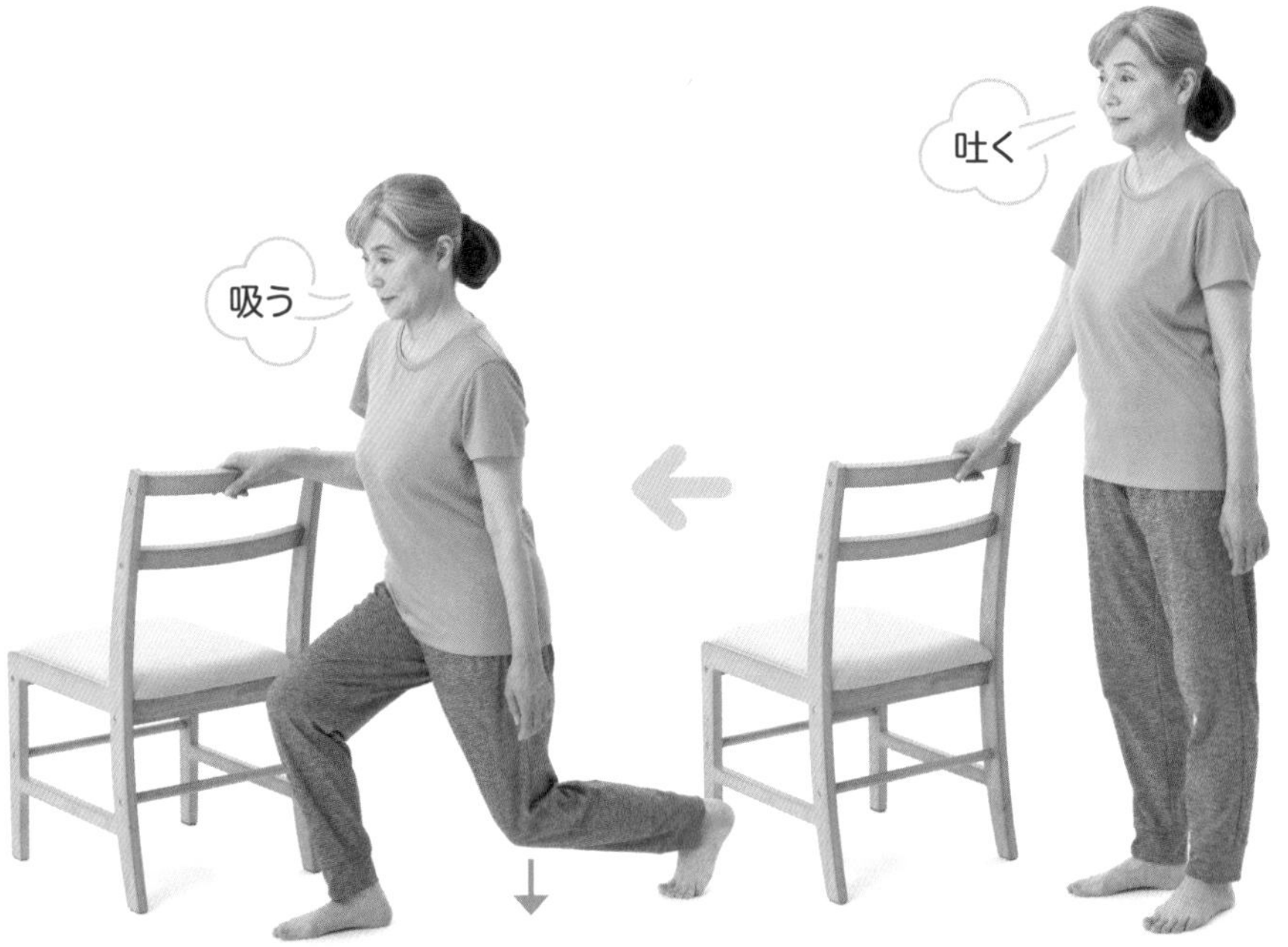

1 脚を腰幅程度に開き、椅子の背などをつかんでカラダを支えて立ちます。

2 片方の脚を後ろに引いて股関節とひざを曲げ、重心を落として床に近づけます。前の脚で床を踏み込むようにして元の位置に戻ります。左右８回ずつ繰り返します。

呼吸
しゃがむときに息を吸い、立ち上がるときに吐きます

これはNG!

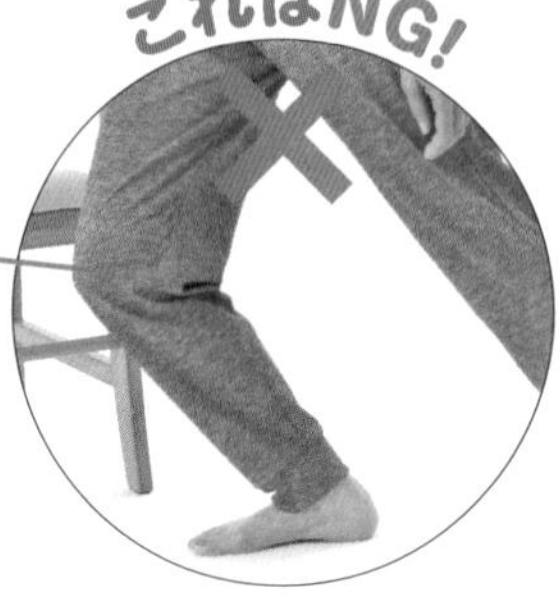

前の脚のひざが、つま先を越えないようにしましょう。

▶筋トレはここを動かす!

中《ちゅう》殿《でん》筋《きん》・腹《ふく》斜《しゃ》筋《きん》群《ぐん》

脚を引き上げるときは、太ももから下の筋肉だけでなく、骨盤回りの筋肉も重要です。これらの筋肉が骨盤を引き上げることで、カラダの中心部にあるより強い筋肉の力を使うことができ、つま先までの脚全体をかんたんに持ち上げることができます。

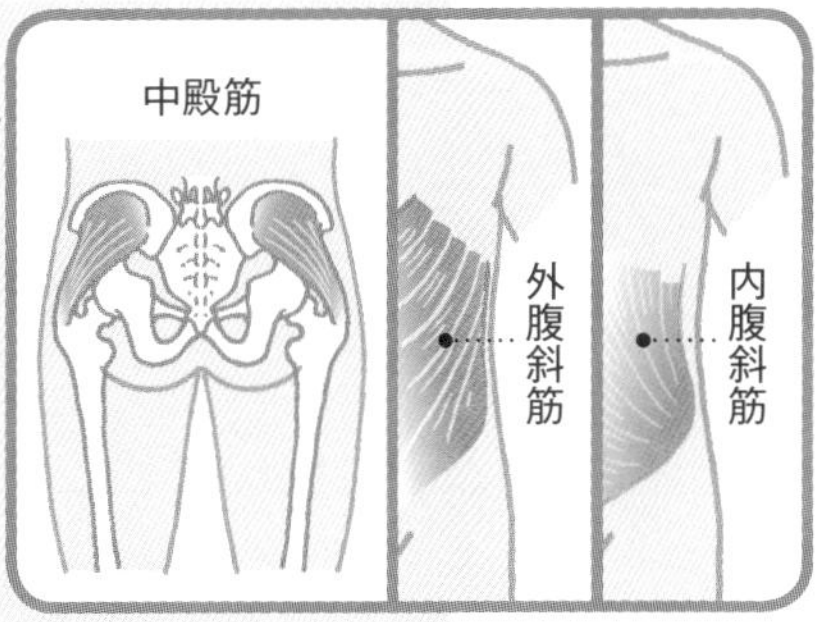

筋トレ 2

座って四《し》股《こ》踏み

難易度 ★やさしい

回数 左右8回ずつ×2セット

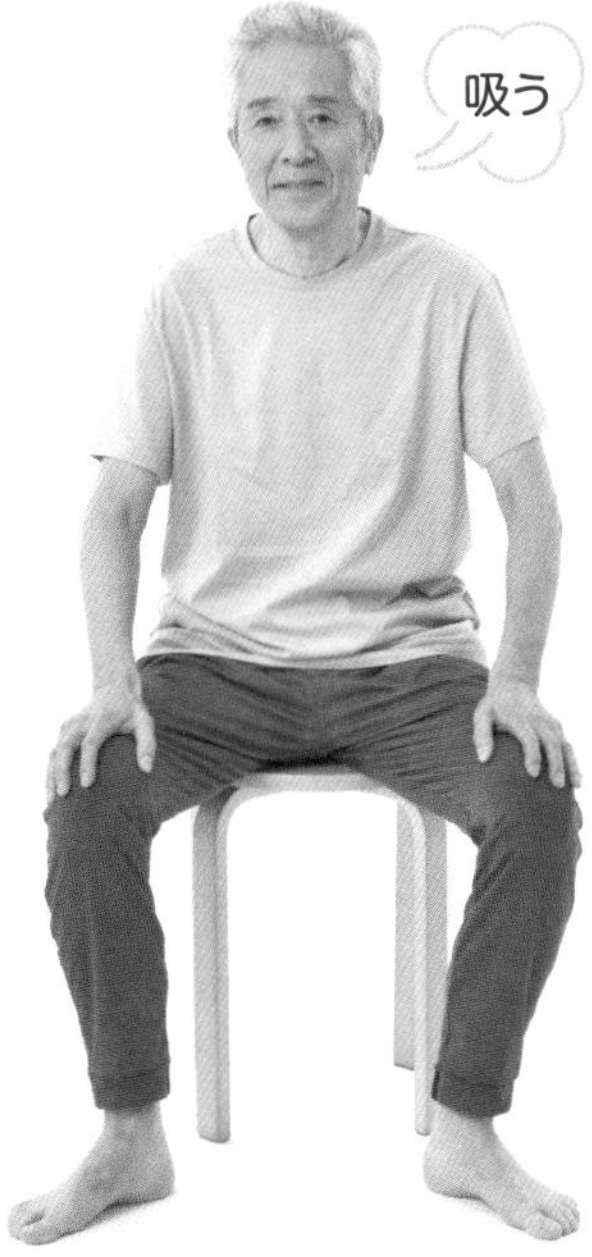

1 背すじを伸ばして椅子に座り、肩幅程度に脚を開きます。

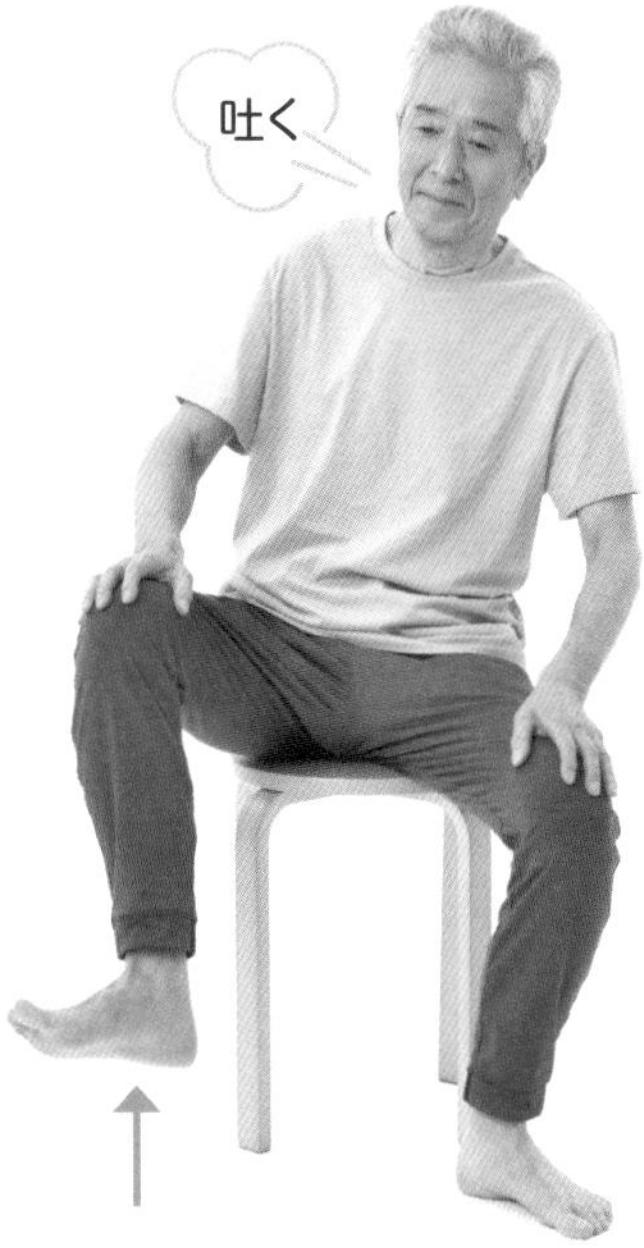

2 体重を片側にかけながら逆側のお尻を浮かせて、片脚全体を引き上げ、ゆっくり脚を床に下ろします。左右8回ずつ繰り返します。

呼吸

脚を持ち上げるときに息を吐き、下ろすときに息を吸います

ここがポイント!

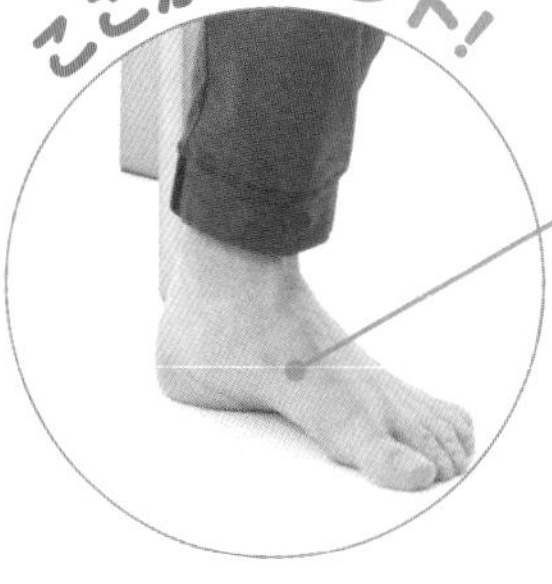

体重をかけた方の脚は、床を押すようにしてカラダを支えます。カラダが横に傾いてもよいので、バランスをとれるようにしましょう。顔は正面に向けます。

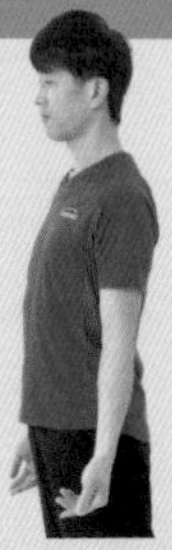

猫背にならないように

猫背の人は、自分でも気づかないうちに「背中が丸まっていることが普通だ」とカラダにインプットされています。エクササイズで正しい姿勢をとり戻しましょう。

➤ストレッチはここを動かす!

大《だい》胸《きょう》筋《きん》

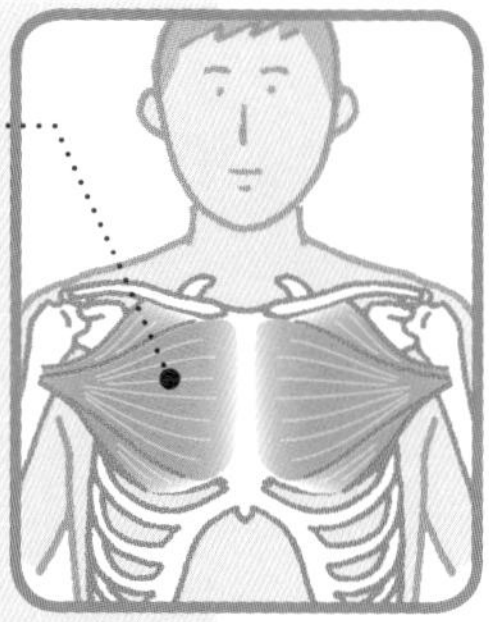

大胸筋は、いわゆる「胸板」の筋肉です。この筋肉が縮むと肩と胸の距離が近づくため、肩や腕がカラダの前方に引っ張られ、それに伴って背中も前に向かって丸まります。ストレッチで、胸をしっかり開きましょう。

ストレッチ 1

胸開きストレッチ

難易度 ★やさしい

回数 10秒×2セット

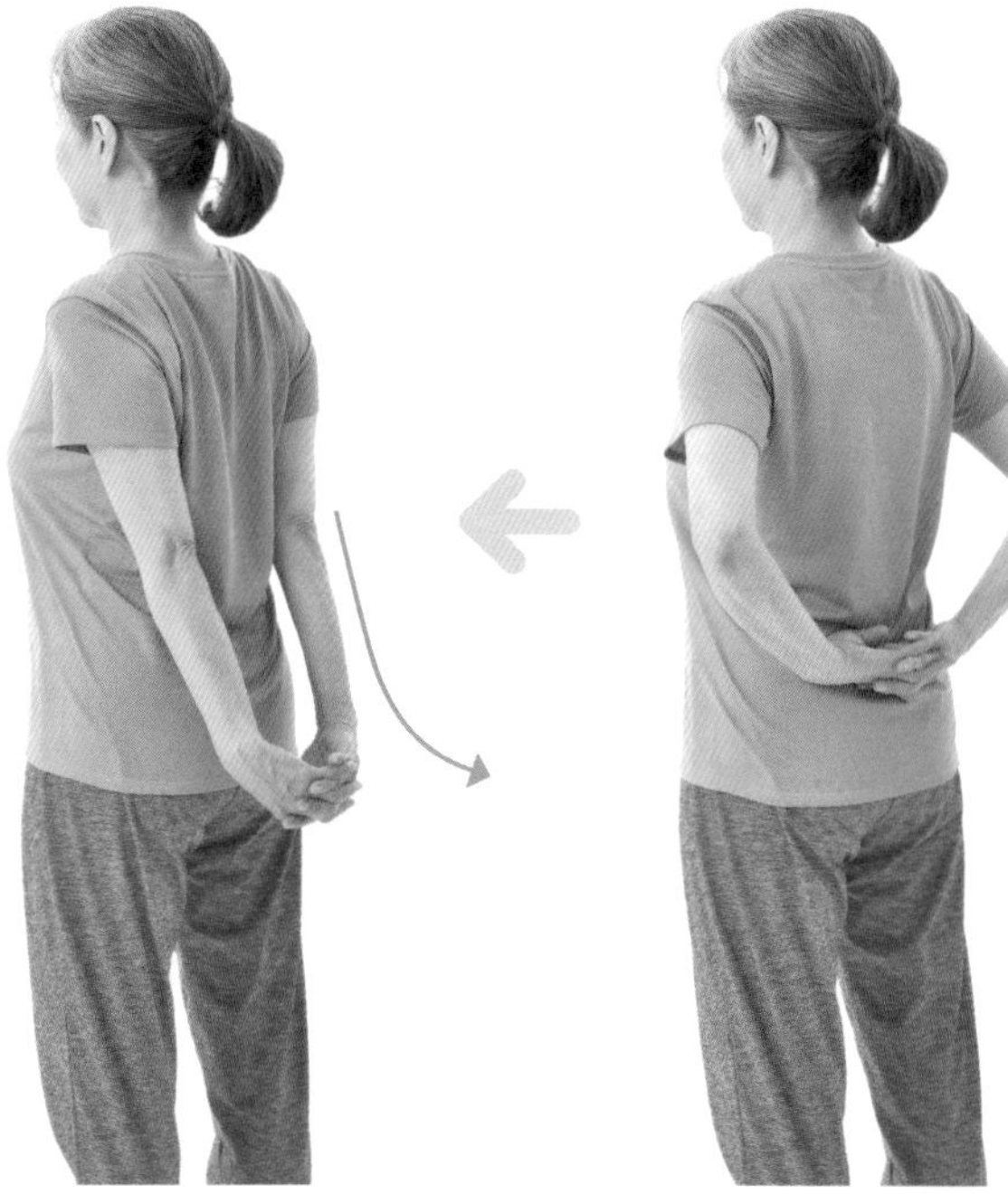

1 両方の手を腰の後ろで組み、肩甲骨を寄せます。

2 組んだ手を後方へ引き、背中から離して10秒キープします。

呼吸

伸ばしている間、自然に呼吸をします

ここがポイント!

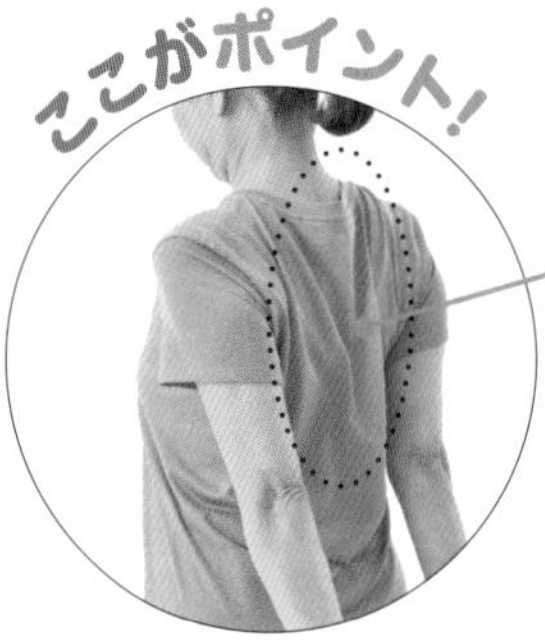

肩甲骨を背骨に寄せるイメージで行います。カラダの前面では、鎖骨を横に広げるイメージで。腰が前に突き出ないようにします。

ストレッチ 2

首すじストレッチ

難易度 ★やさしい

回数 左右10秒ずつ×2セット

➤ストレッチはここを動かす!

僧《そう》帽《ぼう》筋《きん》

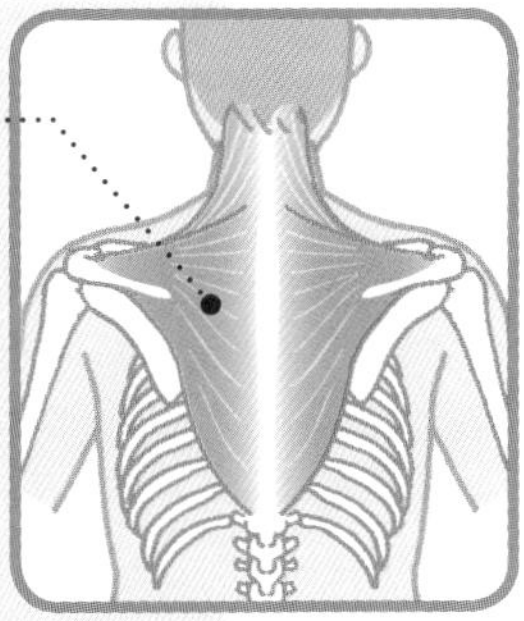

僧帽筋は、背中全体を覆う大きな筋肉で、上部は肩の動きに関わっています。ここが固まり、縮まると、肩の骨が引き上げられ、緊張したような姿勢になります。首も短く見えますし、背中も丸まってしまいます。僧帽筋をしっかり伸ばして、肩甲骨を下げるように意識しましょう。

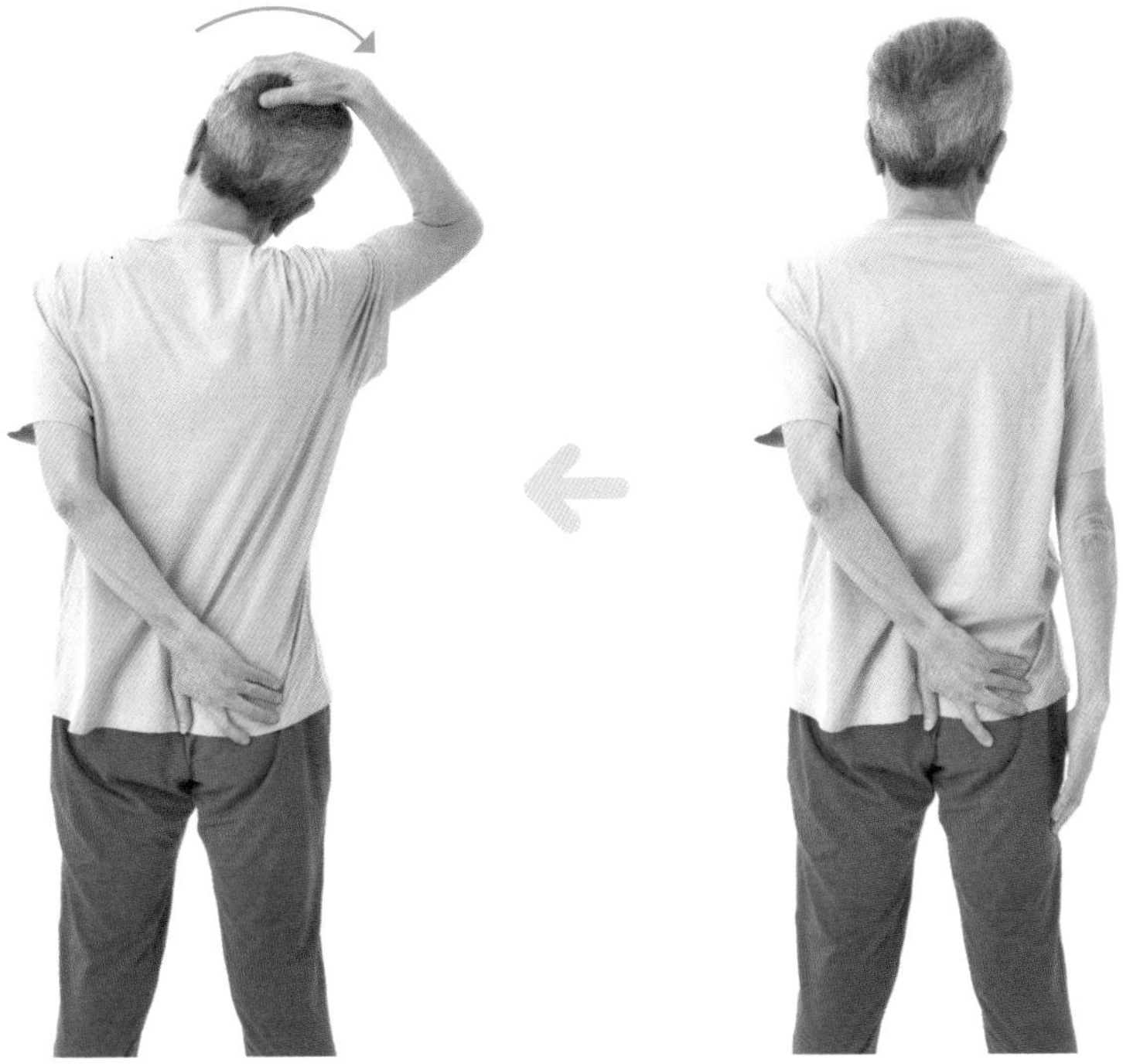

左手を右のお尻につけ、首を右に傾けます。右手を頭の上に添えて首の角度を保ちます。10秒キープしたら、反対側も同様に。

呼吸

伸ばしている間、自然に呼吸をします

ここがポイント!

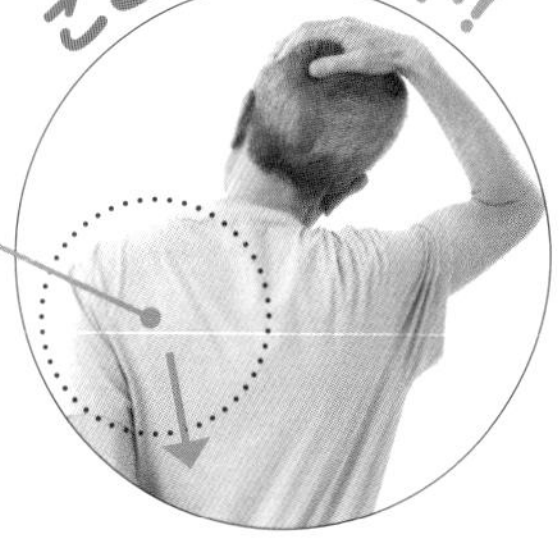

手は頭にのせる程度に。力で頭を引かないようにします。お尻を触るさいは、肩甲骨が下がるよう意識します。

➤筋トレはここを動かす!

広《こう》背《はい》筋《きん》

「広背筋」は背中を覆う広くて大きな筋肉です。背中が丸まる原因のひとつは、この筋肉が弱り、背中をしっかり起こしにくくなるから。腕や肩を動かすための筋肉でもあるので、ここを鍛えれば腕、肩の動きもよくなります

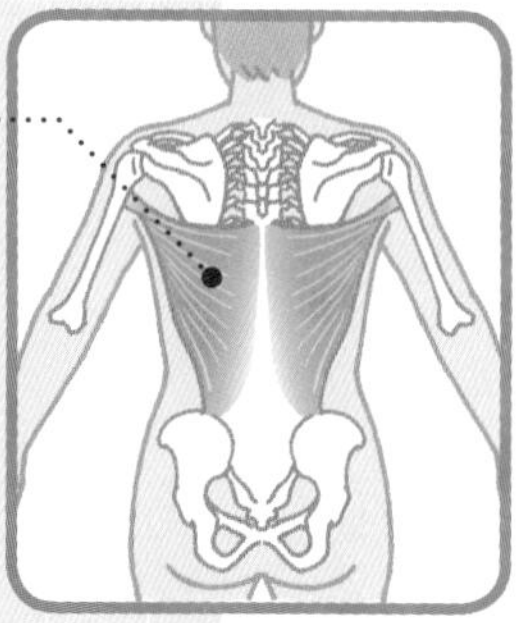

筋トレ 1

バンザイタオル引き

難易度 ★★ ふつう

回数 8回×2セット

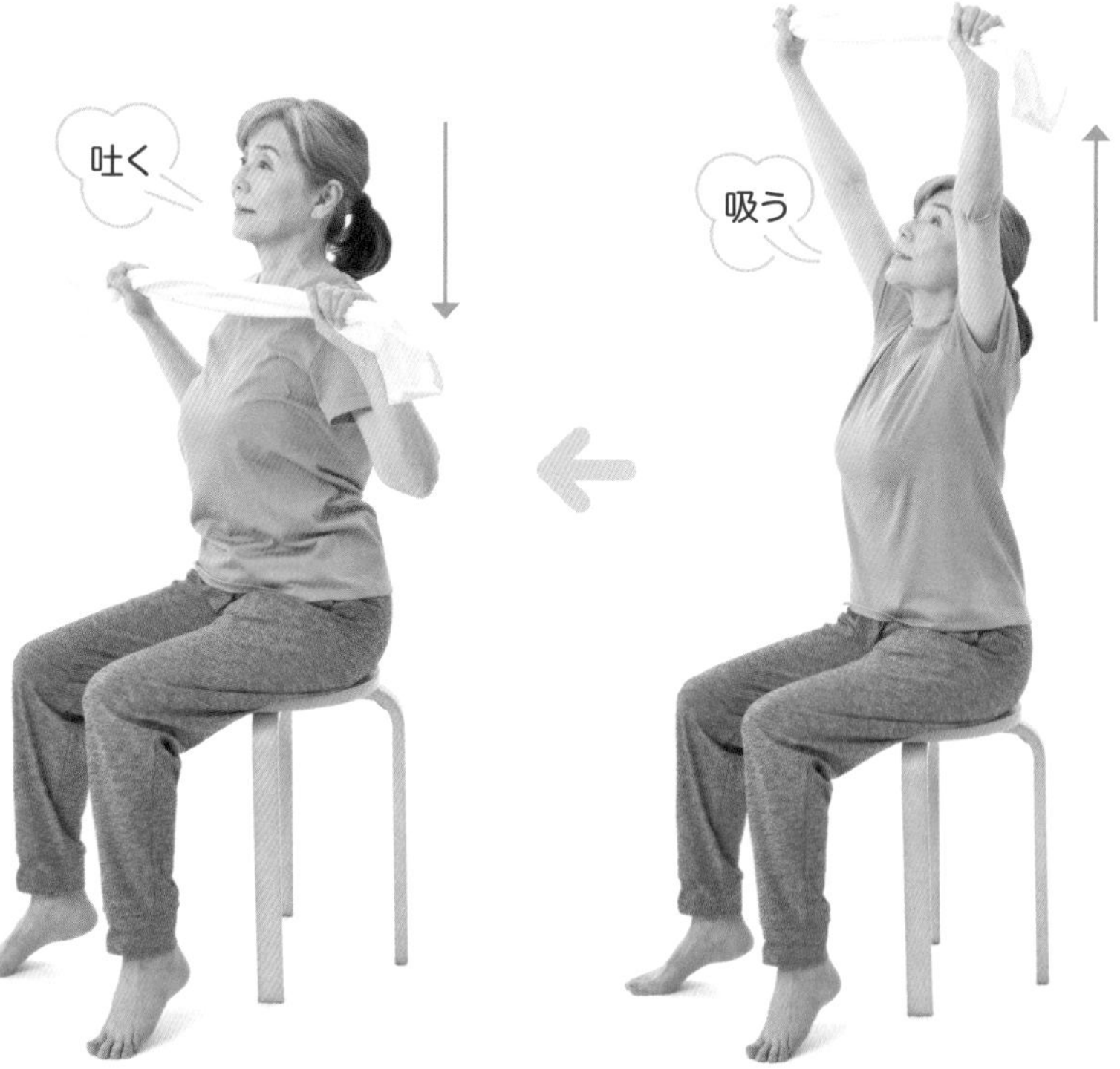

1 椅子に座り、長めのタオルを肩幅より拳二つ分広く持って、両手をつき上げます。

2 タオルを鎖骨に向かって引き寄せます。引くときには胸を斜め上に向けます。元に戻して8回繰り返します。

呼吸
タオルを引くときに息を吐き、戻すときに吸います

ここがポイント!

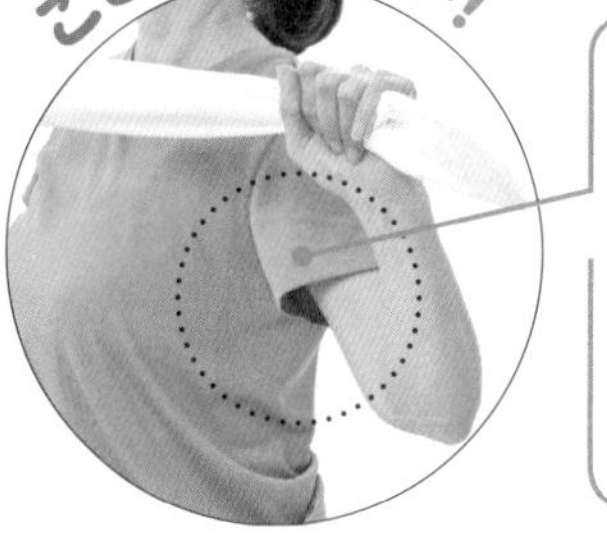

タオルを左右に引っ張るようにして脇をしめながら行います。目線は下に向けず、やや斜め上に。

猫背にならないように
ストレッチ
筋トレ

➤ 筋トレはここを動かす!

菱《りょう》形《けい》筋《きん》

「菱形筋」は「肩甲骨を背骨の方に寄せる」役割を持っています。ここが弱っていると、両肩の骨が背骨からカラダの前方に向かって離れてしまい、背中が丸く見えます。しっかり鍛えて、猫背になるのを予防しましょう。

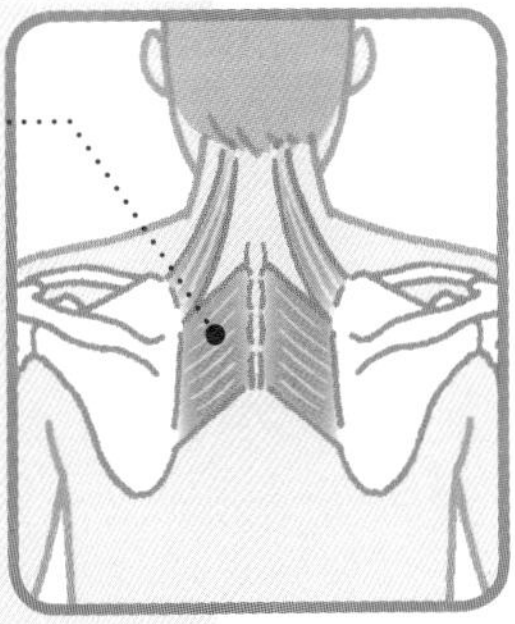

筋トレ 2

L字胸開き

難易度 ★やさしい

回数 8回×2セット

1 あおむけに寝て、両手首から両ひじまでを顔の前で合わせます。手のひらは顔に向けます。

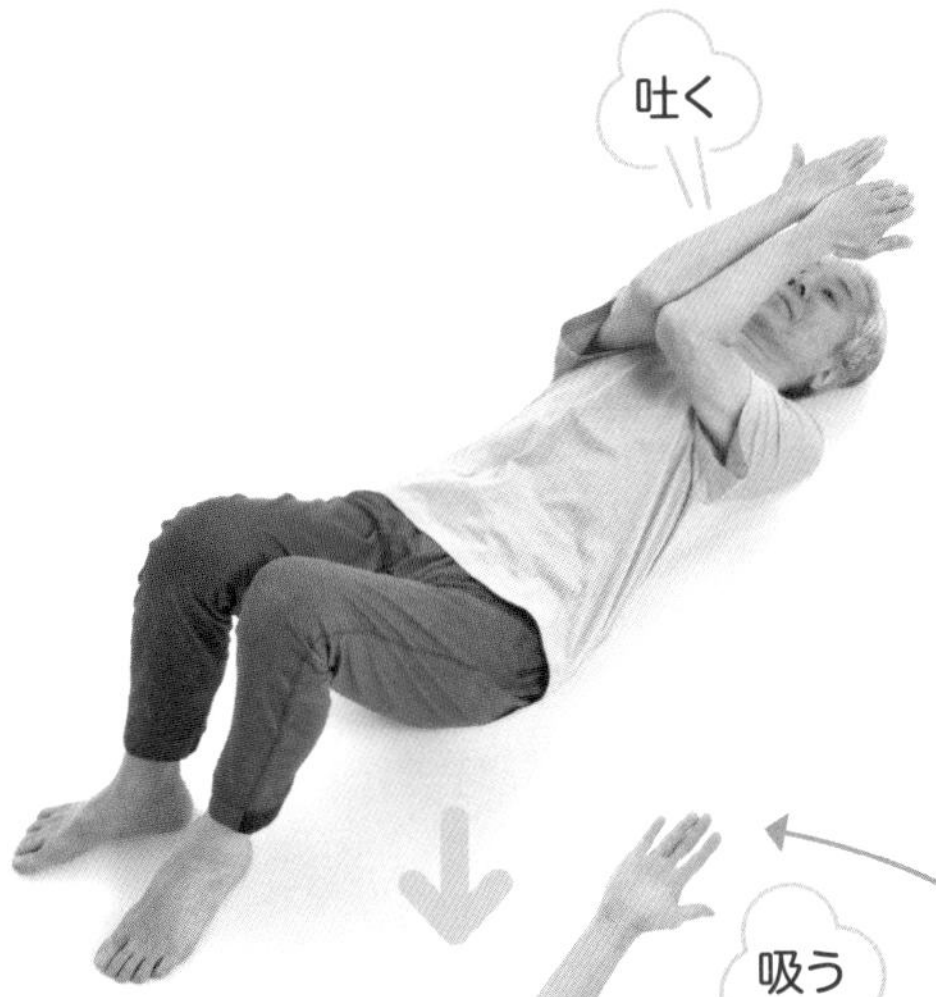

2 腕を外側に開き、肩、ひじ、手の甲までを床につけて胸を広げます。元に戻して8回繰り返します。

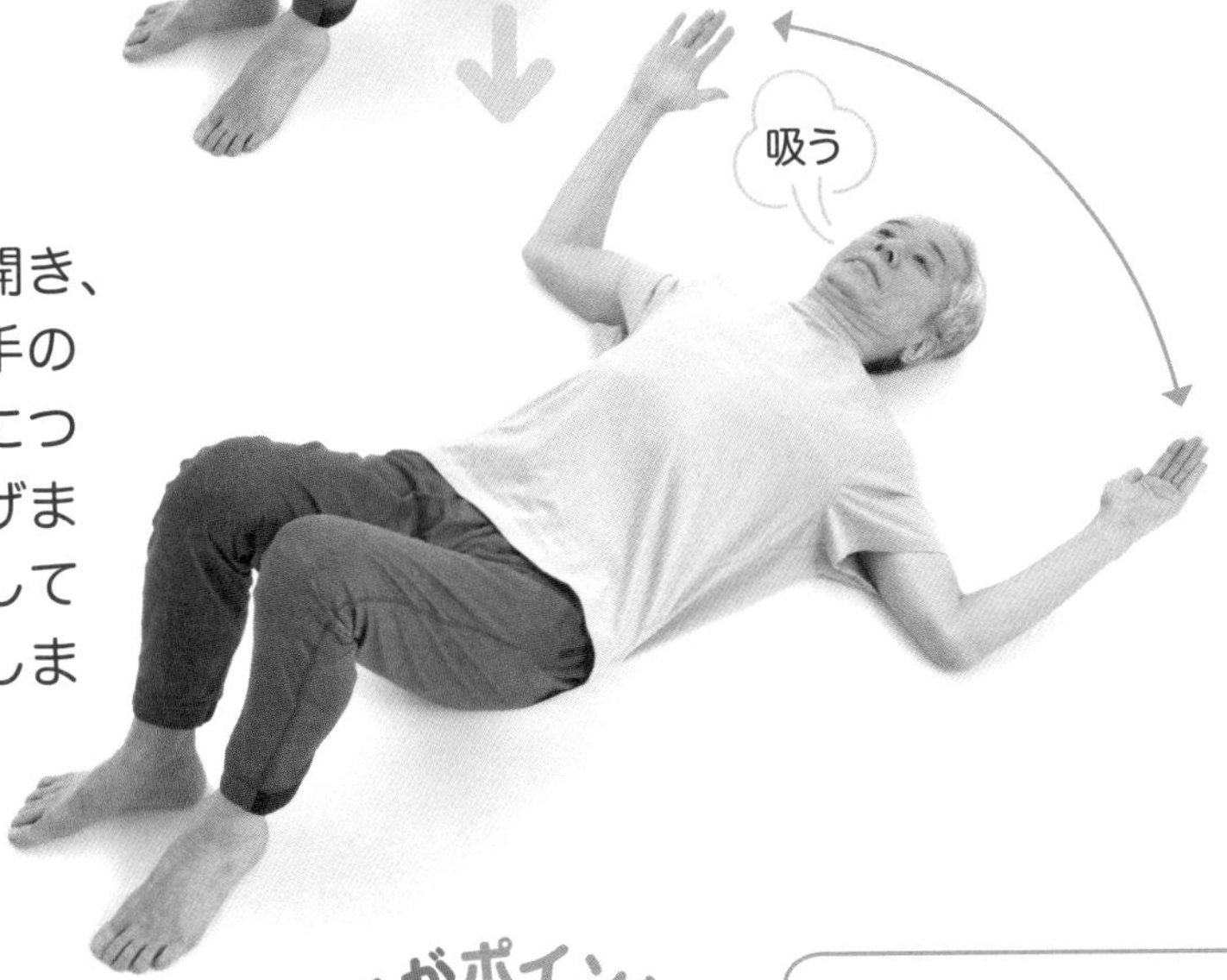

呼吸

胸を広げるときに息を吸い、戻すときに吐きます

ここがポイント!

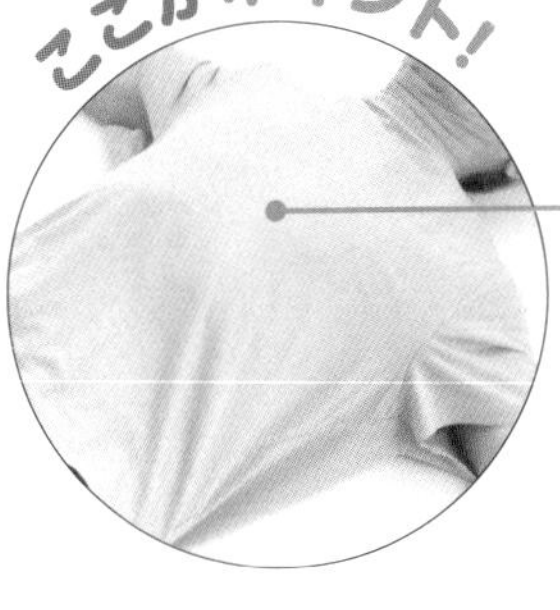

前腕を合わせてから、胸を広げるまでの動きは、可動域を広げることを意識して大きくします。頭とお尻は床につけたまま行います。

買い物中の動作をスムーズに ①

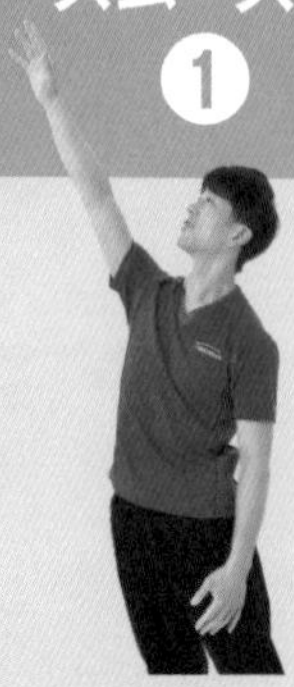

高いところの物を楽に取れるように

自分の腕を高く上げることが少なくなっていませんか？カラダを動かせる幅を広げ、安定感をアップさせます。

ストレッチはここを動かす！

大《だい》胸《きょう》筋《きん》

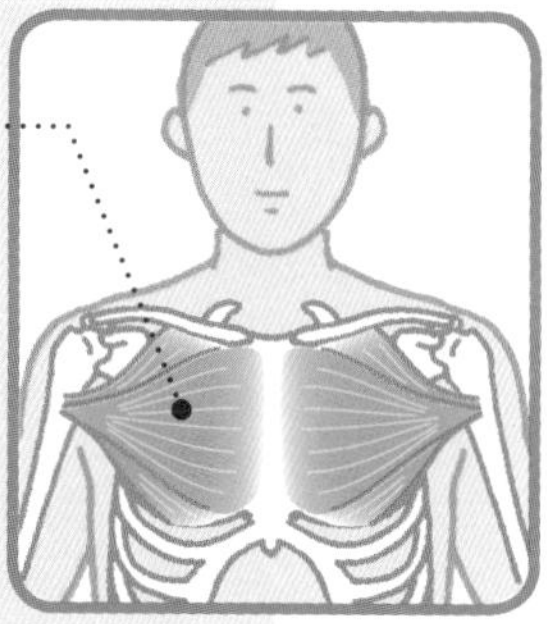

「大胸筋」は腕を動かすための土台になります。この筋肉が年齢を重ねて硬くなると、腕につながる部分が斜め下に向かって縮むので、腕を上げる動作が難しくなります。ストレッチでゆるめてあげましょう。

ストレッチ 1

斜め開きストレッチ

難易度 ★やさしい

回数 左右10秒ずつ×2セット

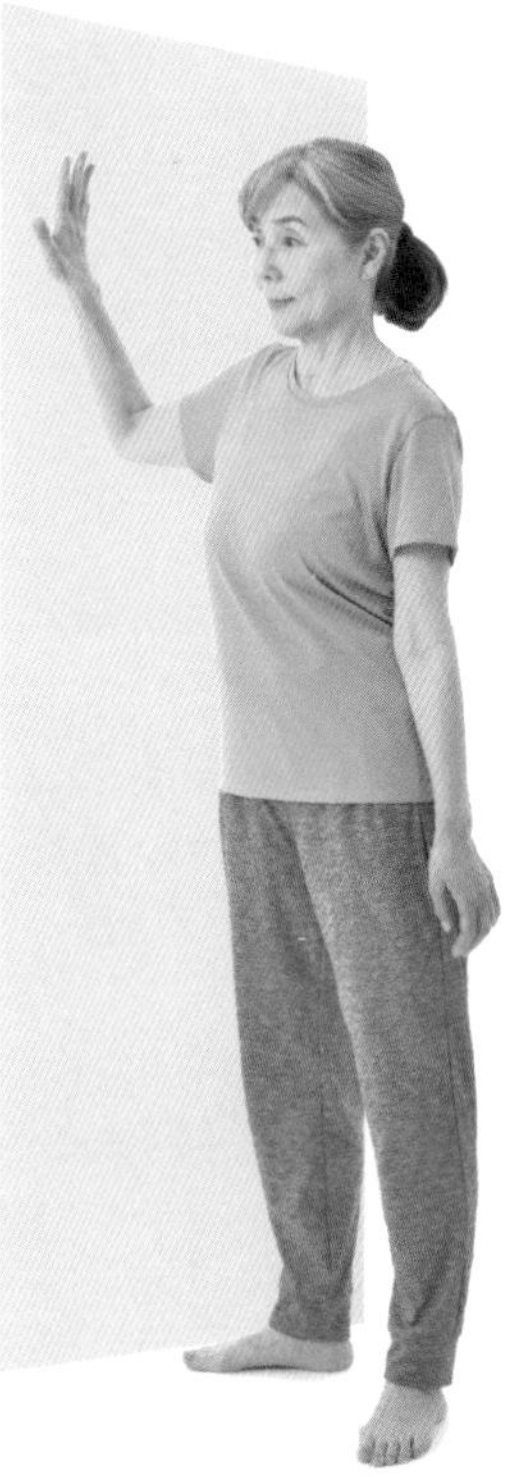

1 壁の横に立ちます。片方の腕を上げ、壁に添えます。

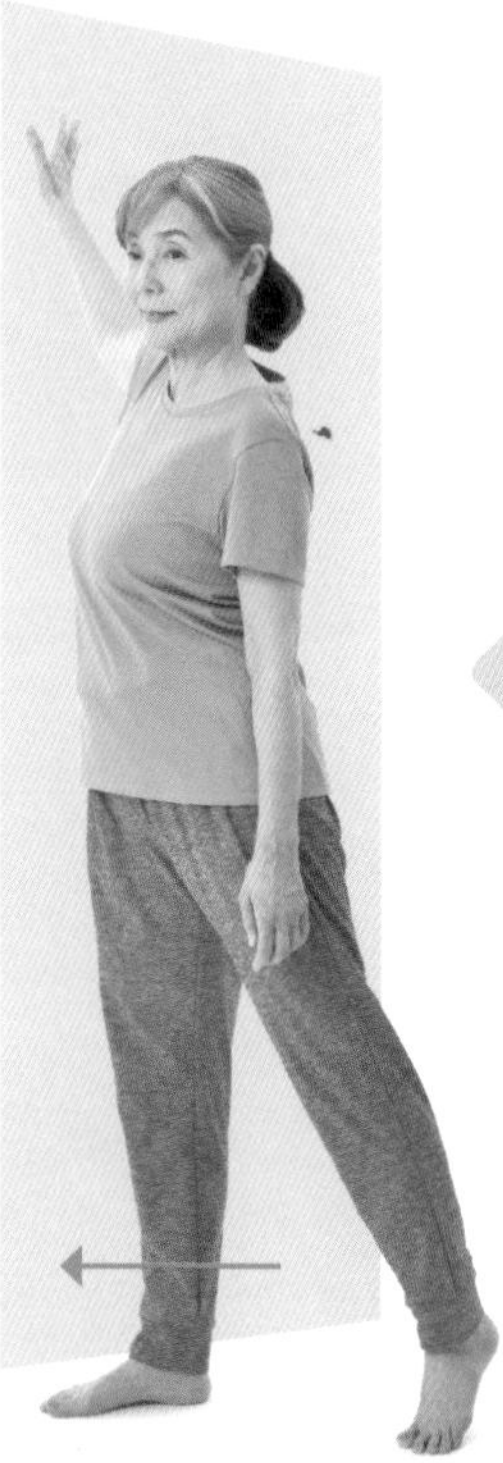

2 壁側の脚を前に出し、カラダを壁につけた手から遠ざけるようにひねります。10秒キープしたら反対側も同様に。

呼吸

伸ばしている間、自然に呼吸をします

ここがポイント！

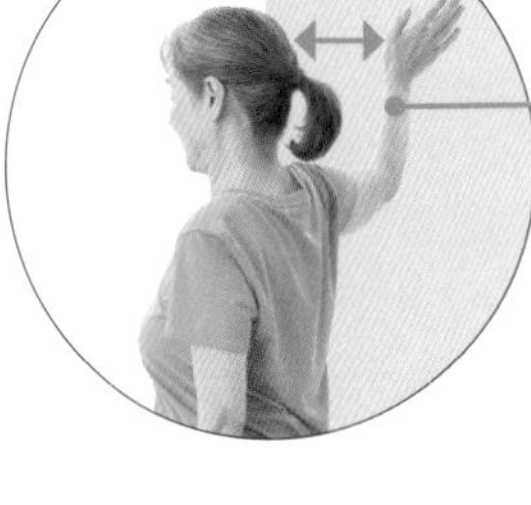

胸の中心と壁側の手を離すように動きます。カラダが腕を追い越していくようなイメージで行います。

➤ストレッチはここを動かす!

上《じょう》腕《わん》三《さん》頭《とう》筋《きん》

いわゆる「二の腕」です。ひじを曲げ伸ばしすると、この筋肉の動きを感じられるでしょう。ここが硬くなり、伸びにくくなると、肩より高い位置に腕を伸ばす動きが難しくなります。日ごろあまりしない、腕を頭の後ろまで持っていく動きでストレッチして、柔らかくしましょう。

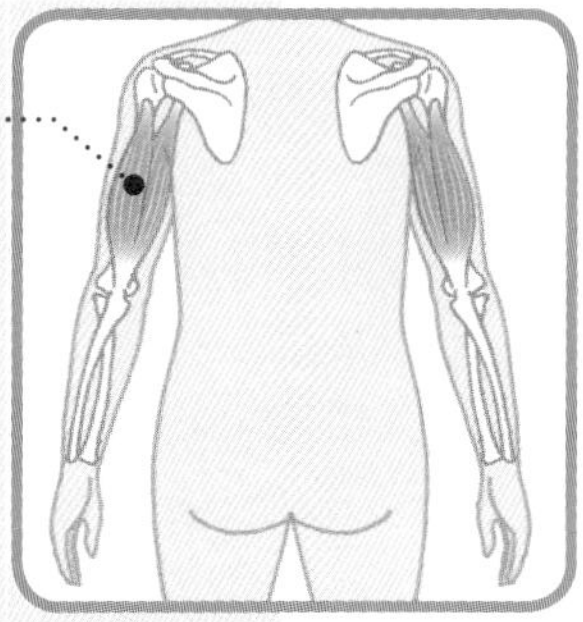

ストレッチ 2

二の腕ストレッチ

難易度 ★やさしい

回数 左右10秒ずつ×2セット

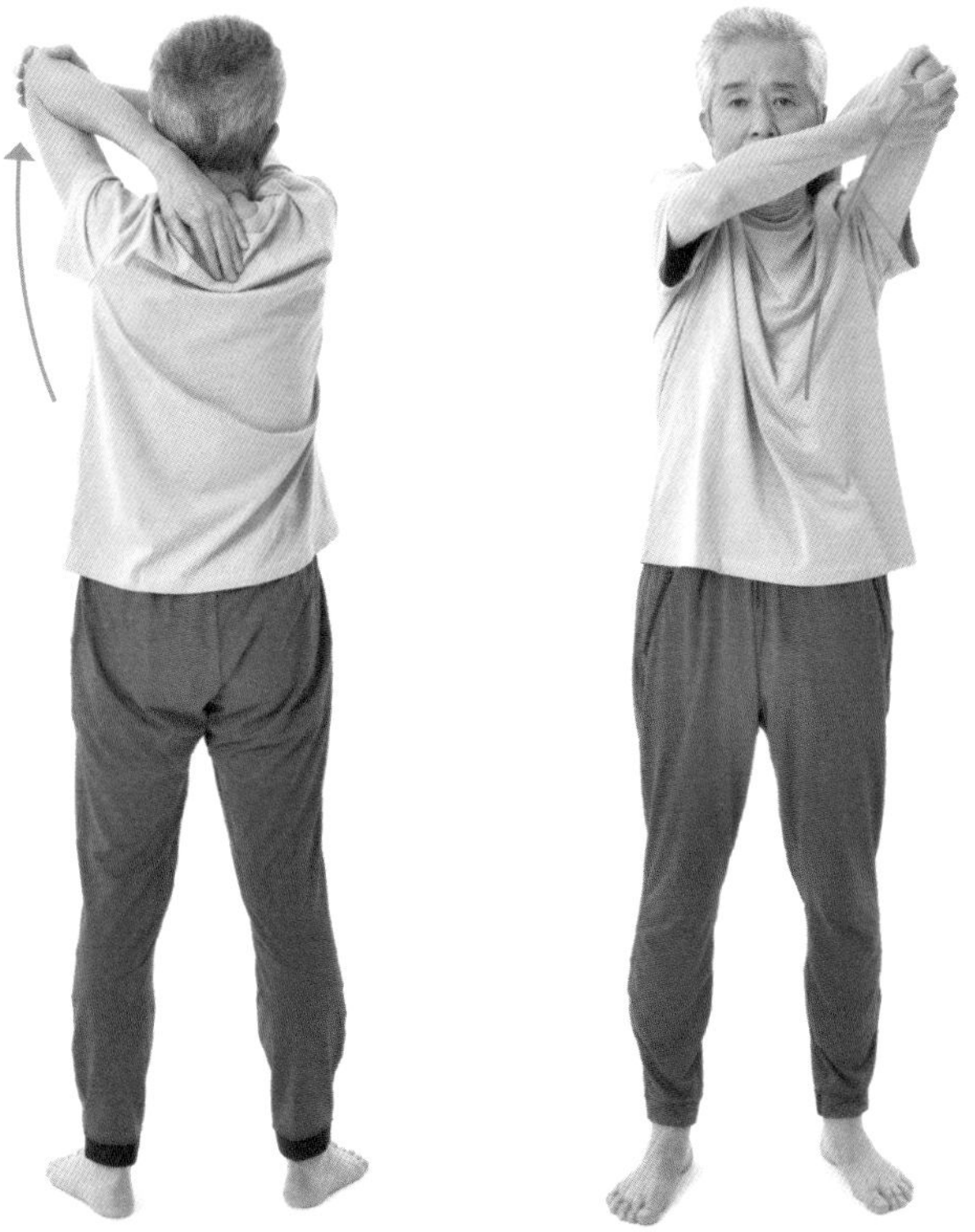

片方の腕を上げ、指先を首の後ろにつけて、逆の手でひじを支え、後ろに向かって軽く押さえます。10 秒キープしたら反対側も同様に。

呼吸
伸ばしている間、自然に呼吸をします

ここがポイント!

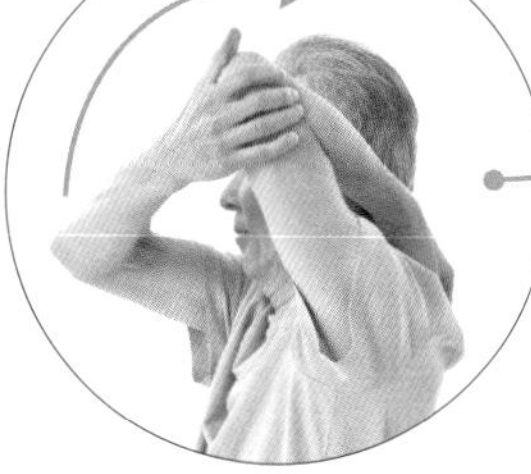

勢いをつけず、少しずつ後ろ側にひじを向けていきます。

➤ 筋トレはここを動かす!

大《だい》腿《たい》四《し》頭《とう》筋《きん》

　高いところにある物を取るには、脚の動きもたいせつです。ももにある「大腿四頭筋」は、物を取ろうと足を踏み出したとき、前に転ばないようブレーキをかける働きをします。バランスを崩さないよう、また、万一崩しても踏みとどまるために、ここをしっかり鍛えましょう。

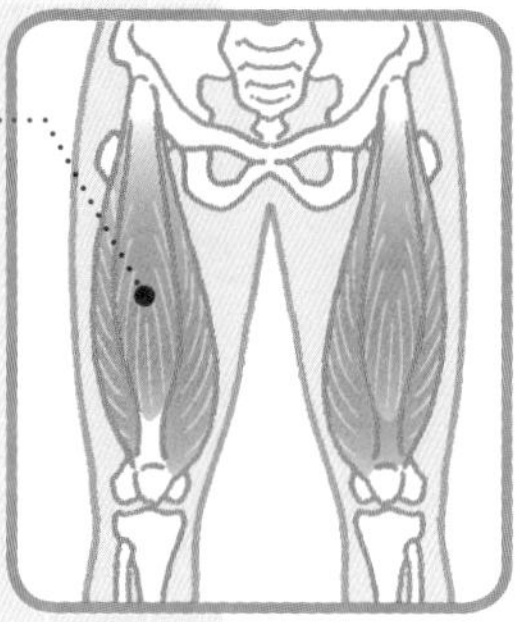

筋トレ 1

縦長スタンススクワット

難易度 ★★★むずかしい

回数 左右8回ずつ×2セット

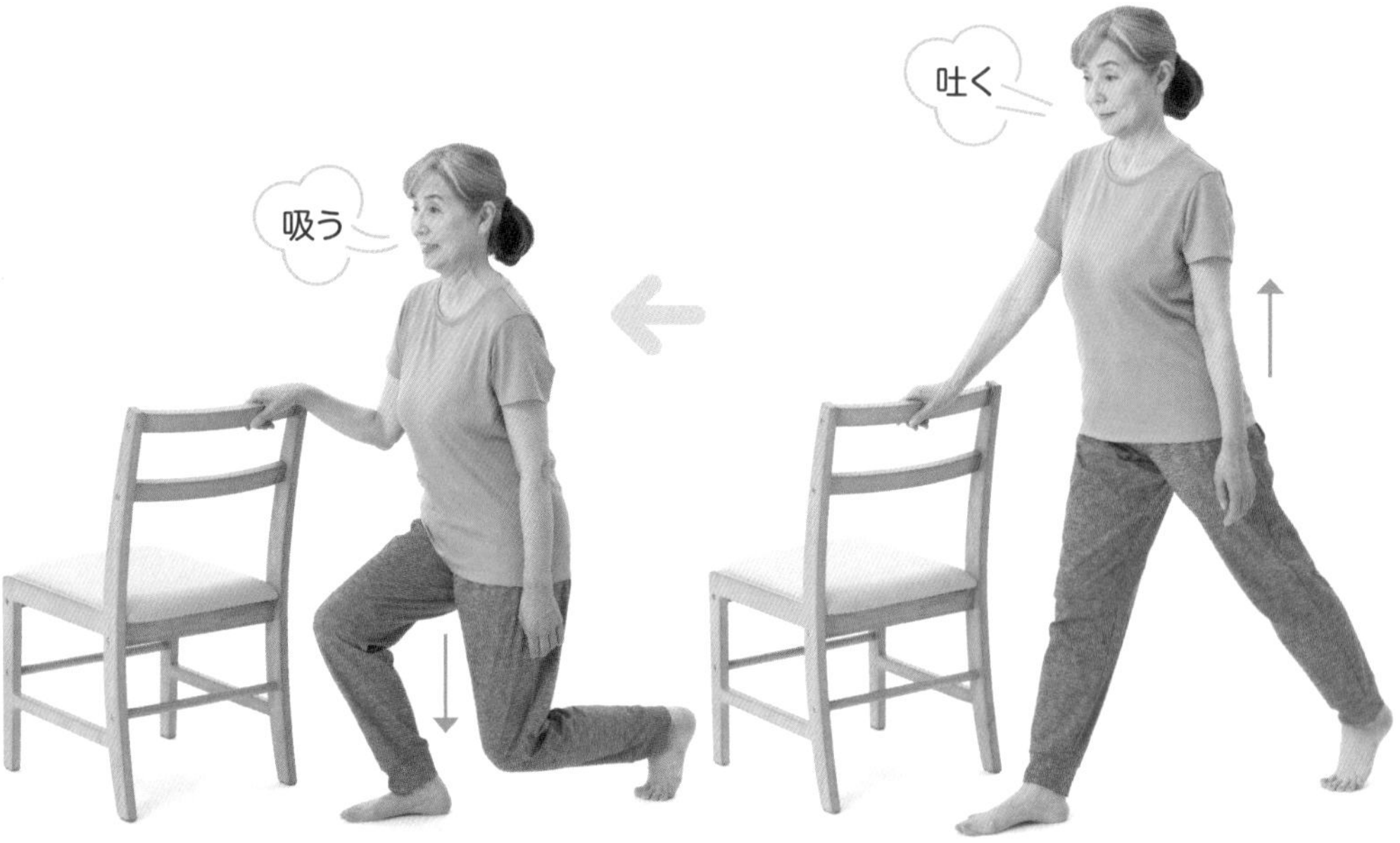

1 椅子の背などに片手を置き、脚を肩幅程度に開き、前後に開きます。

2 背筋を伸ばして股関節とひざを曲げ、重心を落として床に近づけます。床を踏み込むようにして元の位置に戻ります。左右８回ずつ繰り返します。

呼吸

しゃがむときに息を吸い、立ち上がるときに吐きます

ここがポイント!

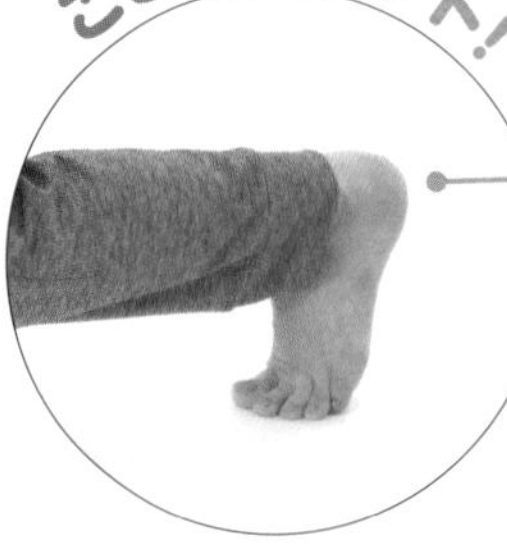

後ろ脚のかかとの高さをできるだけ保ったまま行いましょう。

➤筋トレはここを動かす!

腓《ひ》腹《ふく》筋《きん》

「腓腹筋」は背伸びをするときに働きます。高いところに手を伸ばすときは、背伸びの状態になるものです。しっかり物を取るには、背伸びの状態をキープしなければなりませんが、筋肉が衰えると、一瞬しかできなくなりがち。バランスをとる感覚とあわせて鍛えましょう。

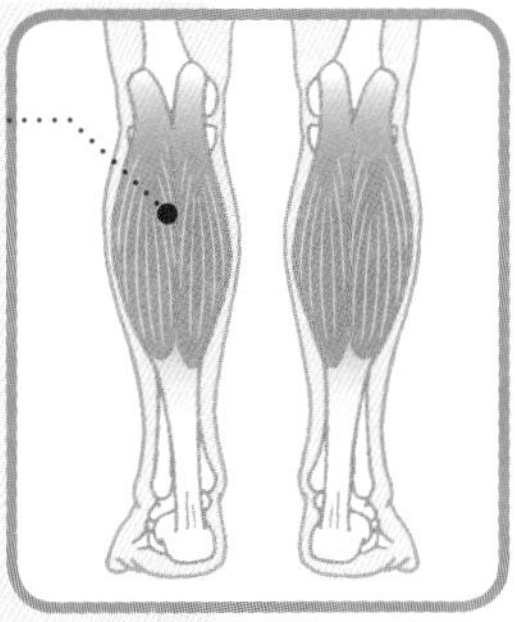

筋トレ 2

背伸び運動

難易度 ★やさしい

回数 8回×2セット

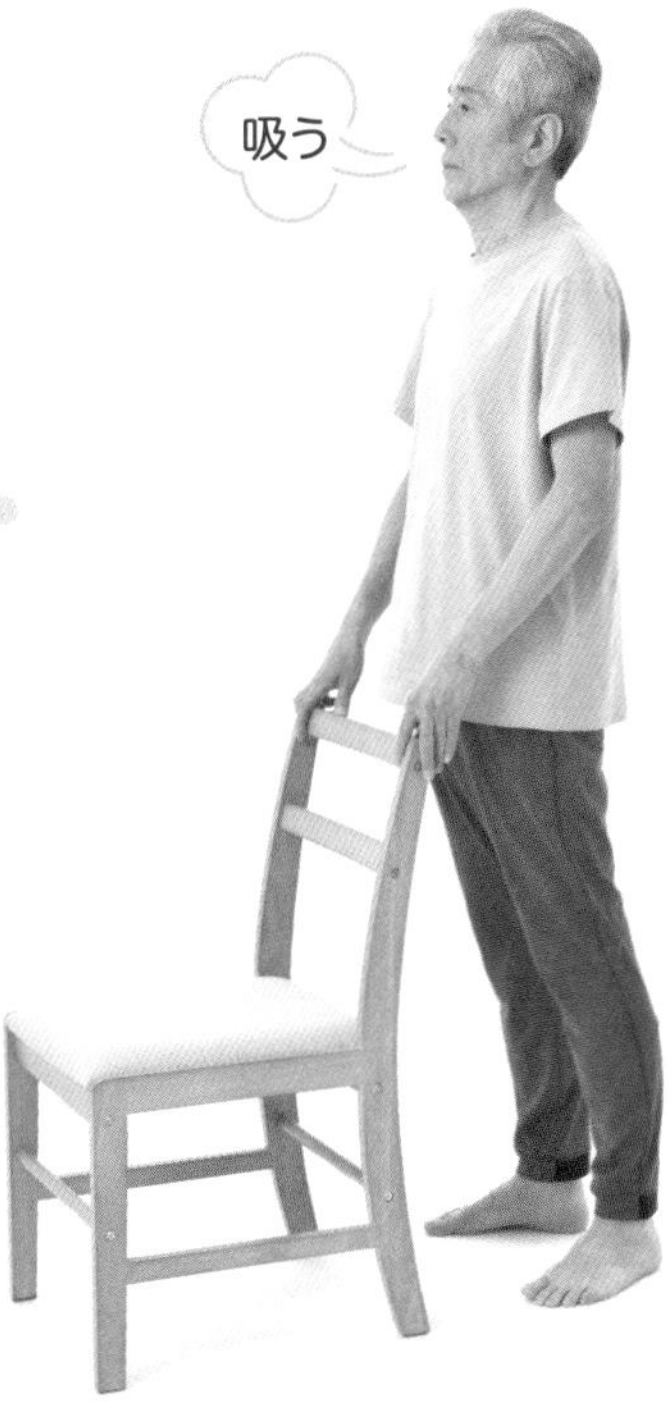

1 椅子の背などに両手を置き、脚を腰幅程度に開いて立ちます。

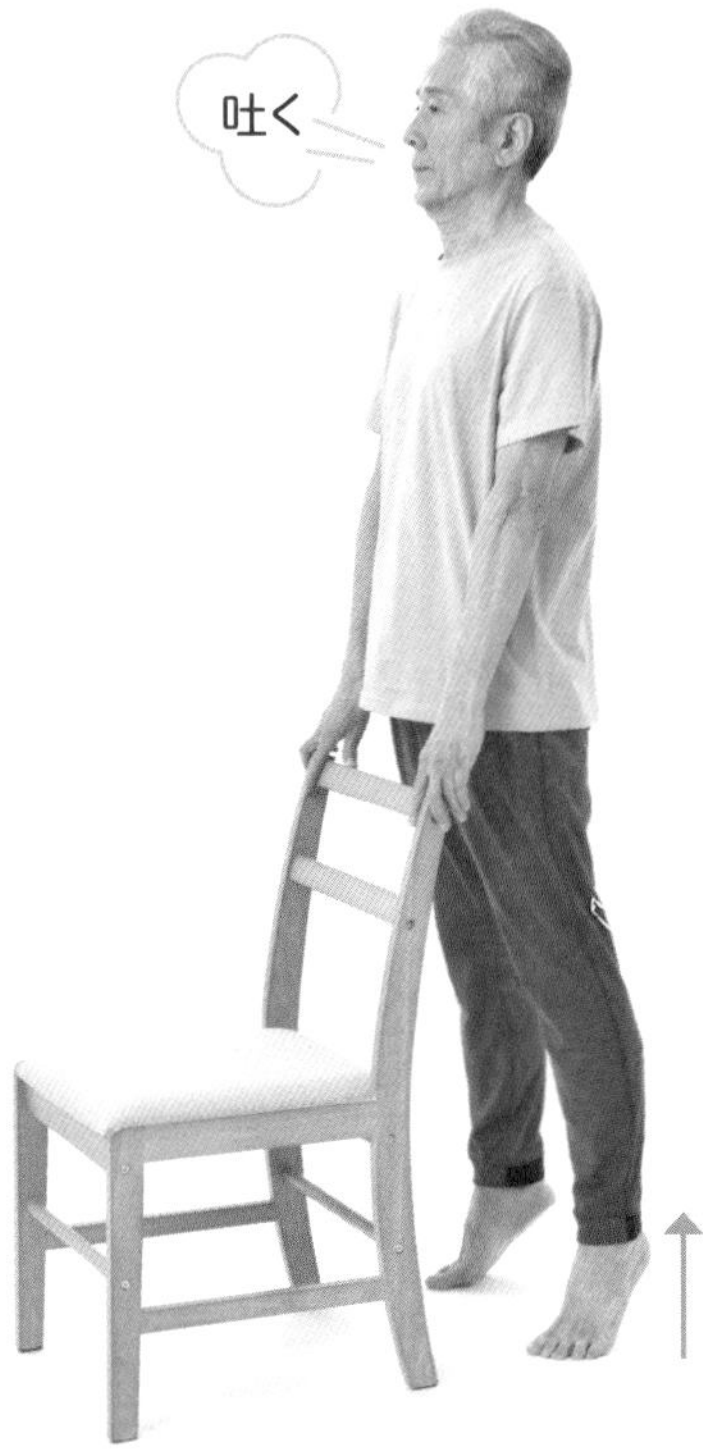

2 かかとを浮かせて背伸びし、ゆっくりかかとを下ろします。8回繰り返します。

呼吸
かかとを上げるときに息を吐き、下ろすときに吸います

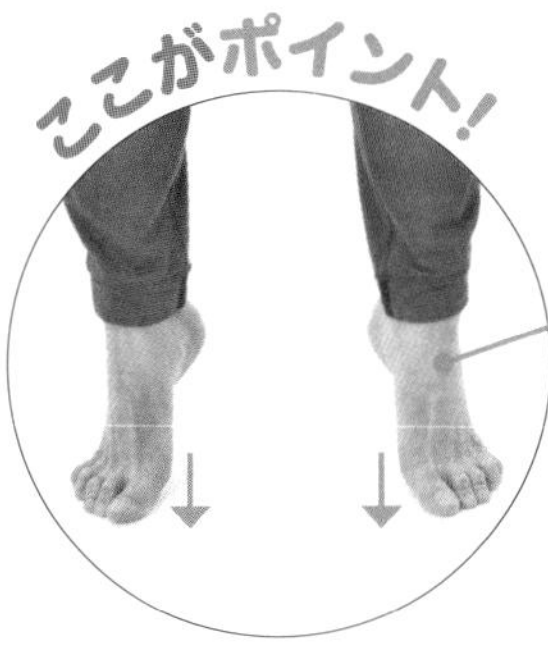

かかとを上げるときは足の親指側に力がかかるようにします。

買い物中の動作をスムーズに ②

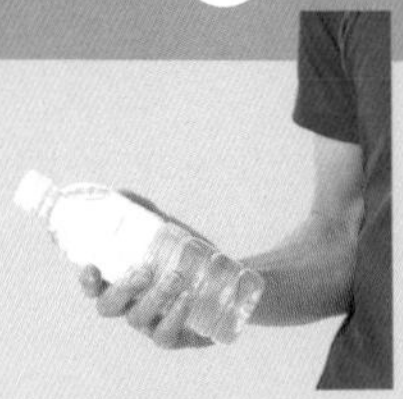

つかんだ物を落とさないように

手の指は、脳との信号のやりとりがたくさん発生する部位です。どう動かせば、どの程度の力が出るのか、といった感覚が衰えないようにしましょう。

ストレッチ 1

手首の内向きストレッチ

難易度 ★やさしい

回数 左右10秒ずつ×2セット

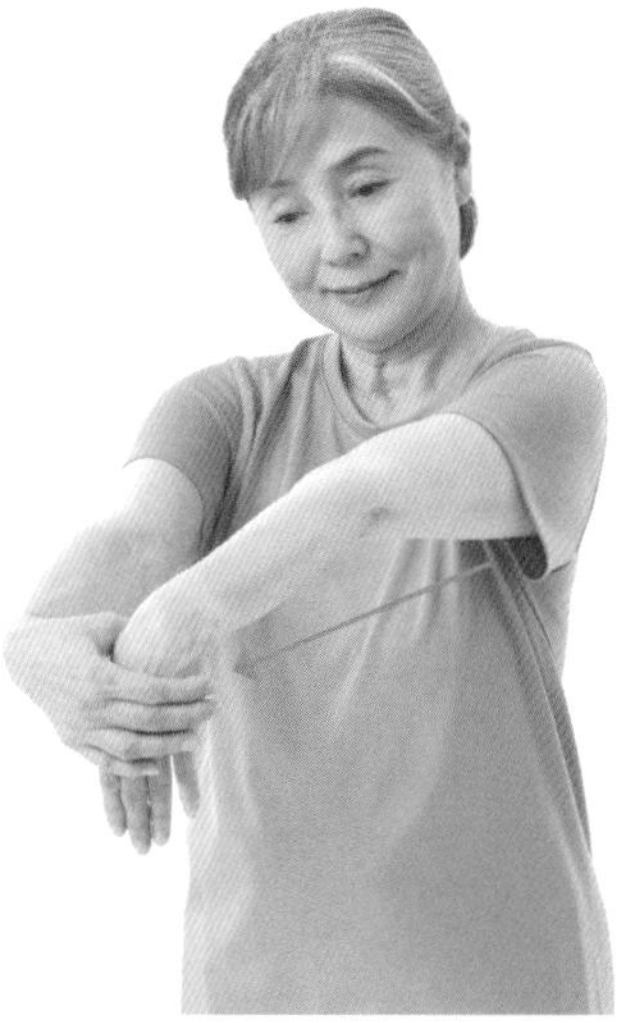

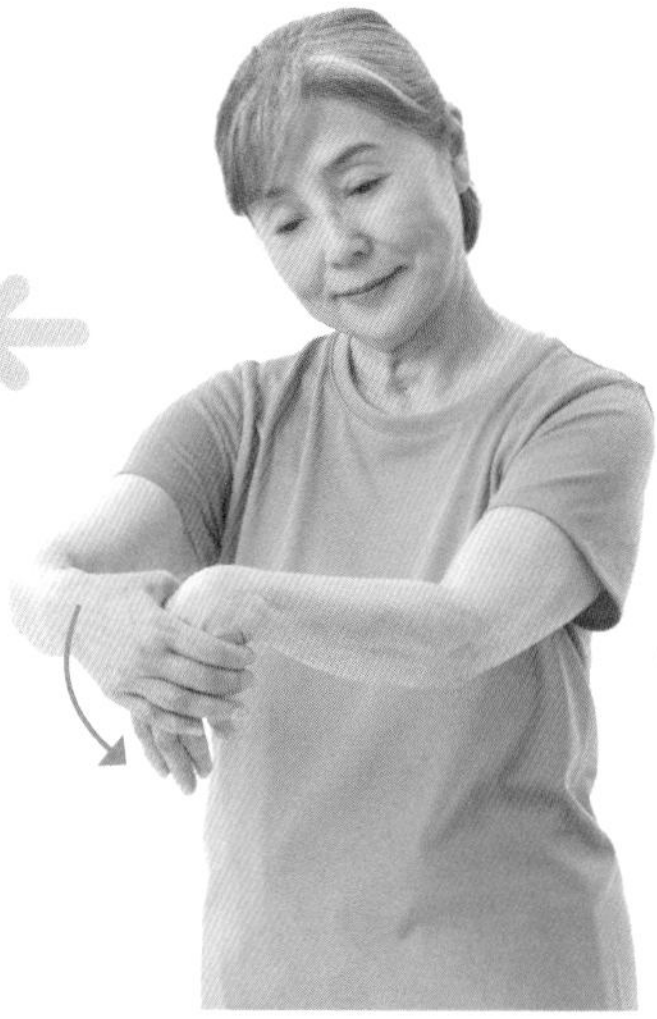

1 片方のひじを曲げ、手を下に向けます。手の甲をつかんで、手のひらが胸を向くように曲げます。

2 前に向けて少しずつひじを伸ばします。10秒キープしたら反対の腕も同様に。

呼吸

伸ばしている間、自然に呼吸をします

ここがポイント!

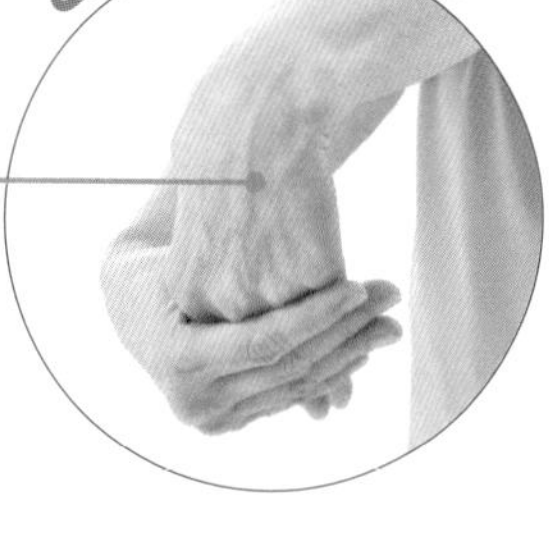

つかむ位置を手の甲から、指全体に換えると伸び方が変わります。硬く感じる箇所はしっかり行います。

▶ストレッチはここを動かす!

前《ぜん》腕《わん》の伸《しん》筋《きん》群《ぐん》

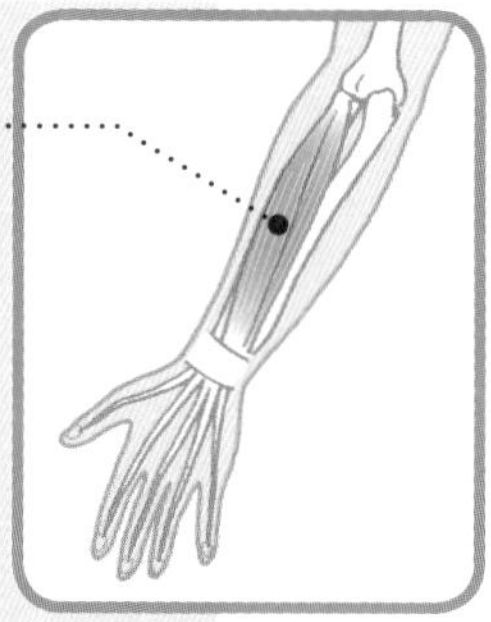

手の甲側にある、ひじから手首にかけての筋肉は、物をつかむときに使われます。ストレッチのさい、伸びにくかったら、つかむ位置を換えて、念入りに動かしましょう。

ストレッチはここを動かす!

前《ぜん》腕《わん》の屈《くっ》筋《きん》群《ぐん》

右ページの「伸筋群」と対になる筋肉で、手を手のひら側に折る動きや、握る動きに使われます。キーボードのタイピングや、指先の細かな作業などで、疲労がたまりやすいので、思い当たる人は、しっかりケアしてあげましょう。この筋肉が縮むと、胸や肩回りの動きにまで悪影響が出ます。

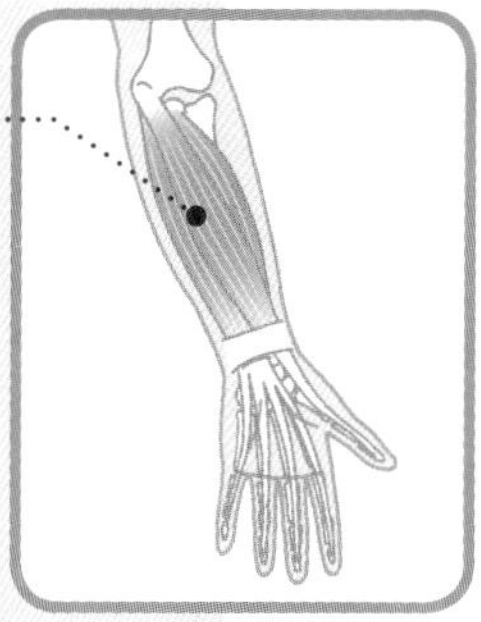

ストレッチ 2

手首の外向きストレッチ

難易度 ★やさしい

回数 左右10秒ずつ×2セット

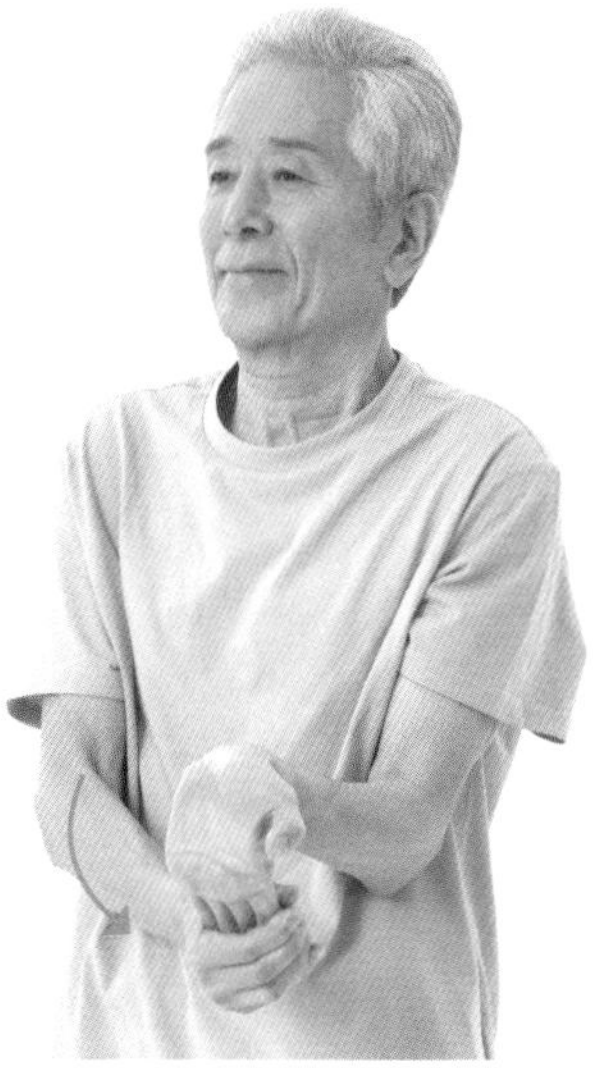

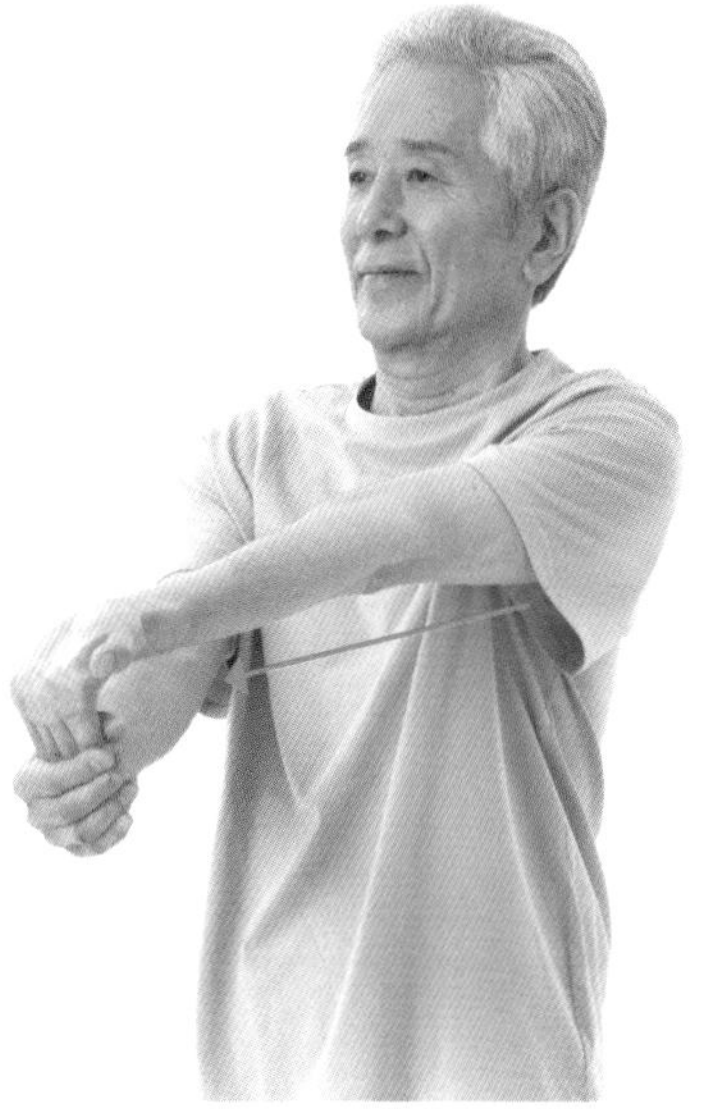

1 片方のひじを曲げ、手のひらを上に向けて、逆側の手で指を包むようにつかんで、手のひらを反らせます。

2 前に向けて少しずつひじを伸ばします。10秒キープしたら反対の腕も同様に。

呼吸
伸ばしている間、自然に呼吸をします

ここがポイント!

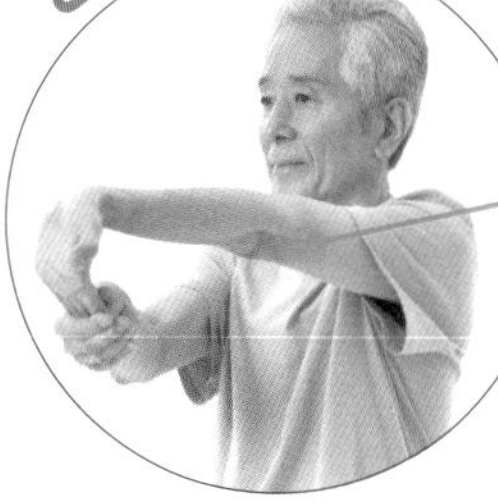

余裕があれば、腕を肩の高さまで持ち上げます。つかむ指の本数を変えて行っても。

➤筋トレはここを動かす!

手《しゅ》指《し》の屈《くっ》筋《きん》群《ぐん》·伸《しん》筋《きん》群《ぐん》

指は手首から指先までの広い範囲にある、さまざまな筋肉で動いています。これらの筋肉全部を使うことをイメージしましょう。握力が落ちるのは、年齢を重ねるにつれて、筋肉の動きが小さくなっているから。意識的なトレーニングが必要です。

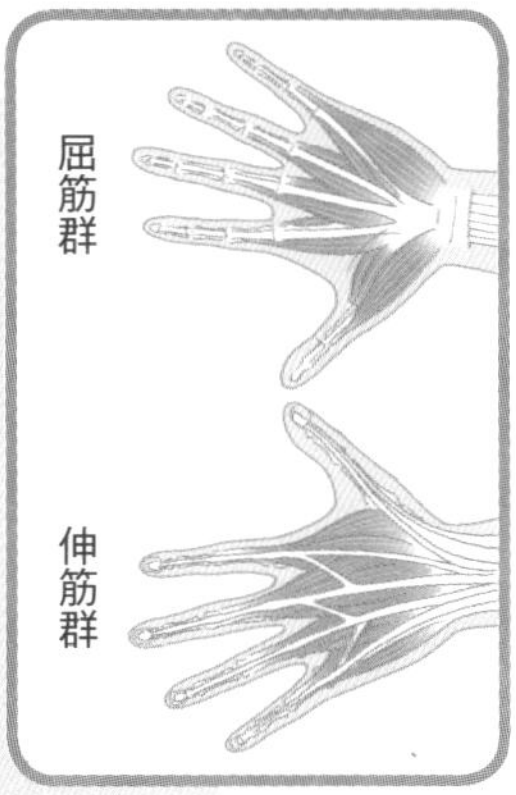

筋トレ 1

指先合わせ運動

難易度 ★やさしい

回数 左右10回ずつ×2セット

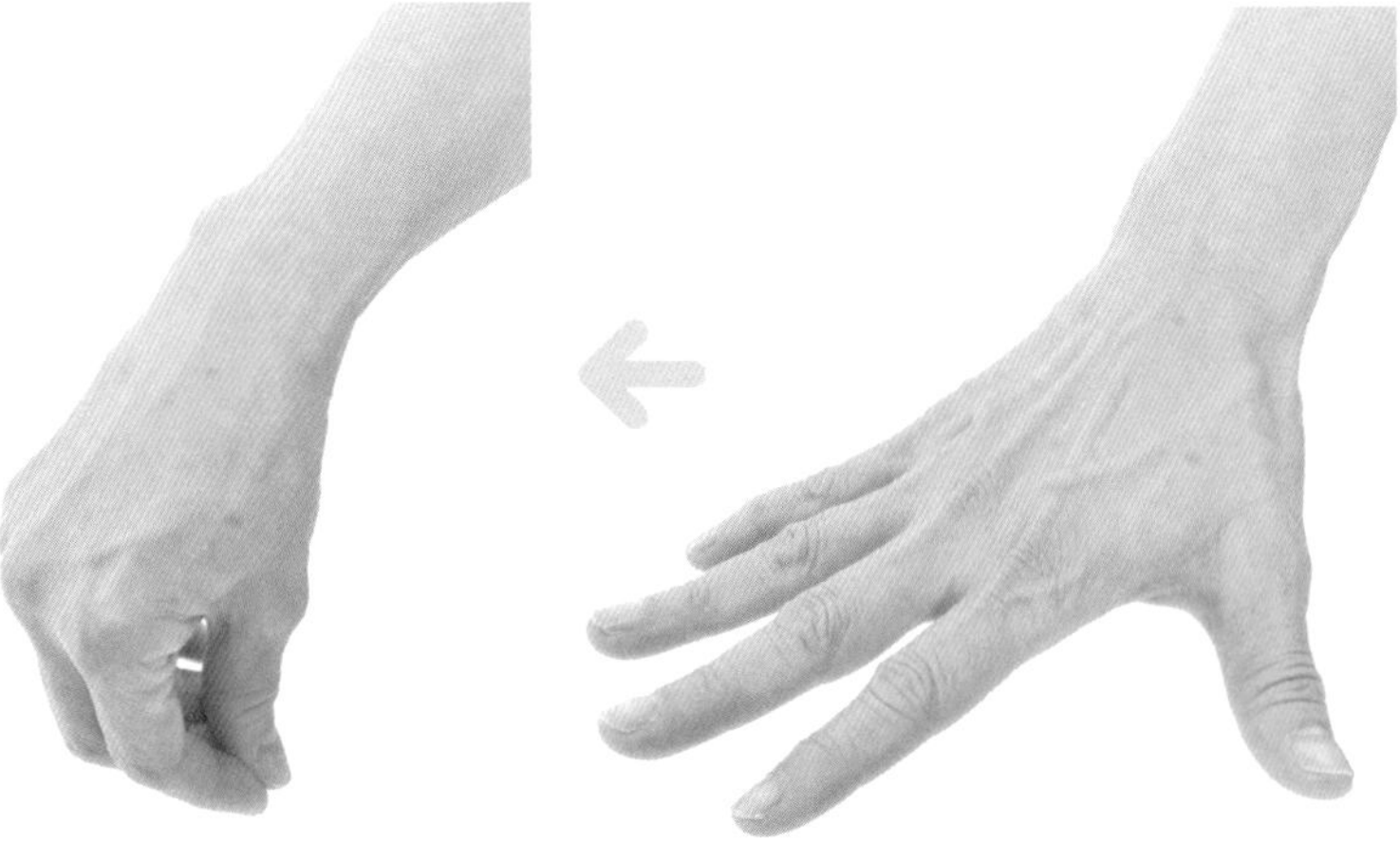

1 指先を遠くへ伸ばすように手のひらを開き、下に向けます。

2 親指の先とそのほかの指先をくっつけます。開く、合わせるを10回繰り返します。反対の手も同様に。

呼吸
動かしている間、自然に呼吸をします

ここがポイント!

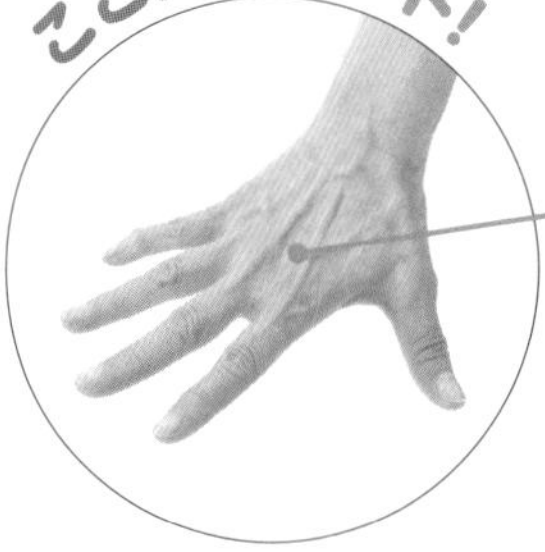

5本の指が同時に動くように意識します。可動域が小さくならないようにしましょう。

筋トレはここを動かす!

手《しゅ》指《し》の屈《くっ》筋《きん》群《ぐん》·伸《しん》筋《きん》群《ぐん》

物をつかむのに何より大事なのは、筋肉を使う「感覚」です。手のひらと指先に、どの程度の力を込め、どの程度動かすかといった、微妙な感覚を維持できるよう訓練します。手は四六時中使っていても、無意識なことがほとんど。指の関節一つ一つにまで意識を向けて、感覚を鍛えましょう。

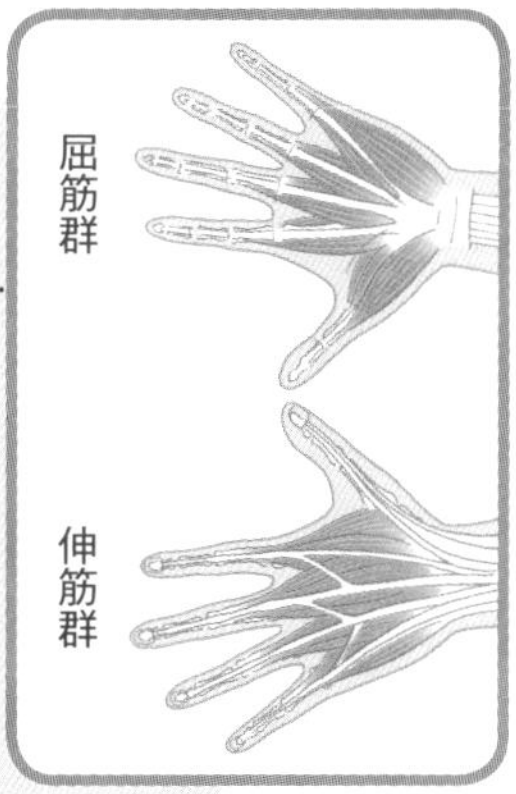

筋トレ 2

タオル巻きとり運動

難易度 ★★ふつう

回数 左右10〜15回ずつ×2セット

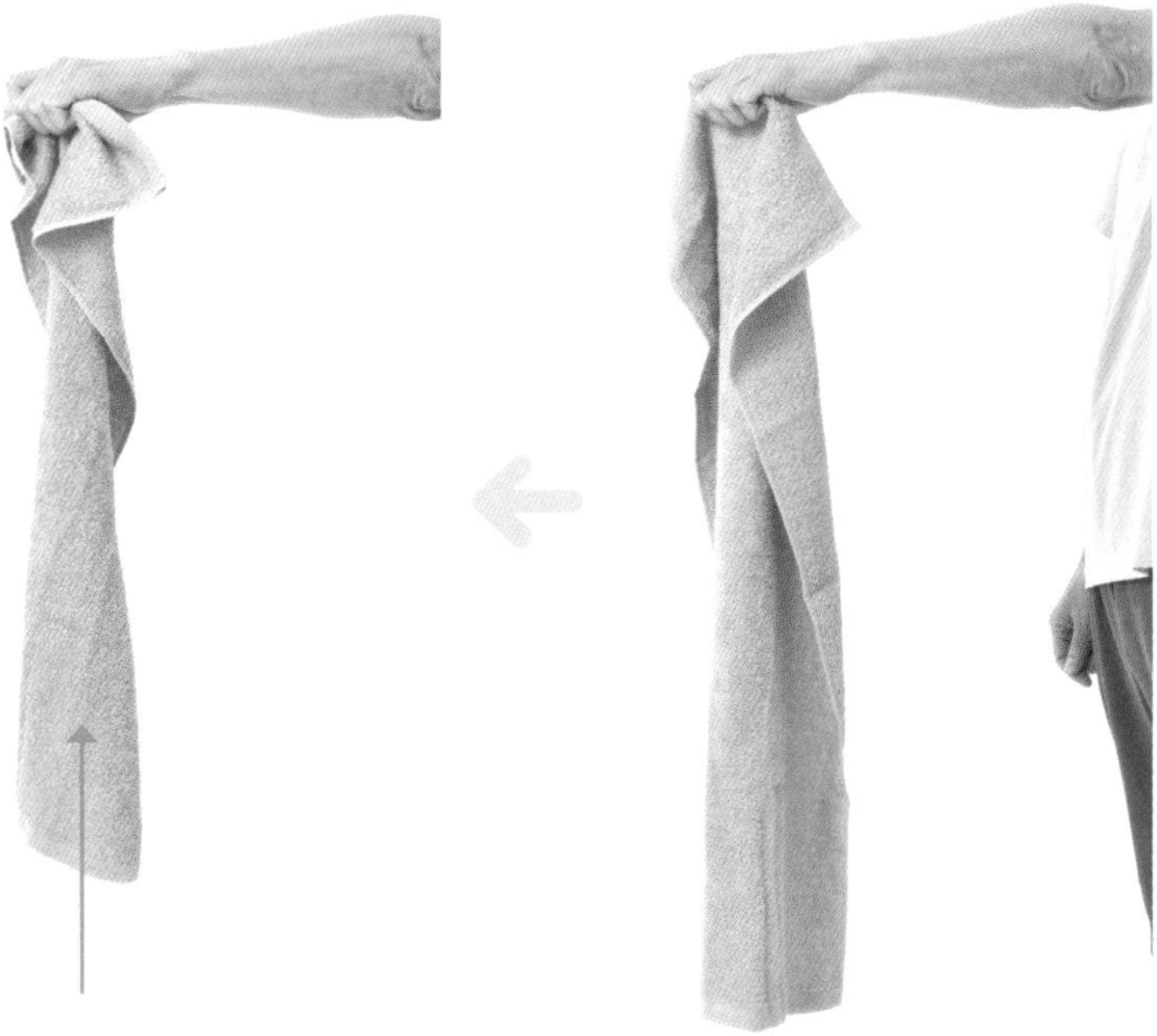

1 タオルや手ぬぐいを持って、下に垂らします。

2 指先と手のひらを使い、巻き取るようにしながら、10〜15回ほどかけて少しずつ握り込みます。

呼吸
動かしている間、自然に呼吸をします

ここがポイント!

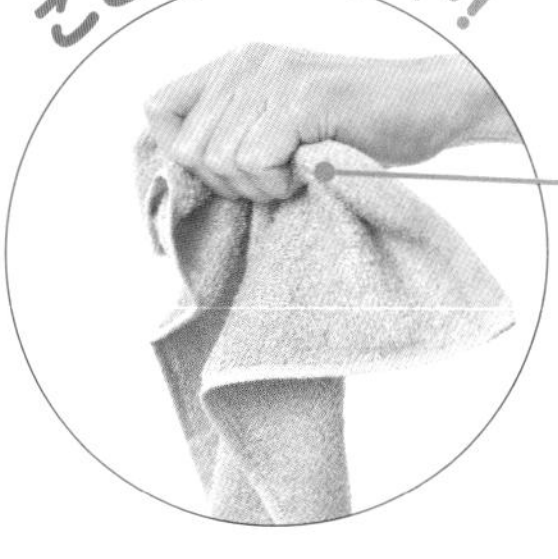

一度つかんだ部分が落ちないよう、力かげんを調整して行います。

買い物中の動作をスムーズに ③

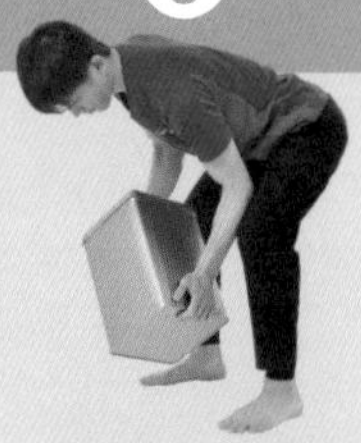

荷物を気軽に持ち上げられるように

重い荷物は、持ち上げるまでも、持ち上げてからもたいへん。自分一人の力で、ず～っと対応し続けるためのエクササイズです。

ストレッチ 1

肩甲骨のスキマストレッチ

難易度 ★やさしい

回数 10秒×2セット

ストレッチはここを動かす!

菱《りょう》形《けい》筋《きん》

肩の骨の間にある「菱形筋」がこわばっていると、肩の動きが制限されます。この筋肉が適切にゆるんでいれば、腕の動きはなめらかになります。物を抱えるときは、腕が広く動かせるほどラクチンです。

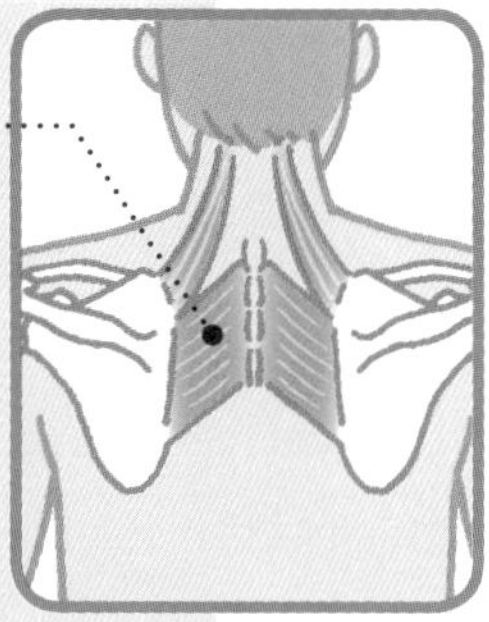

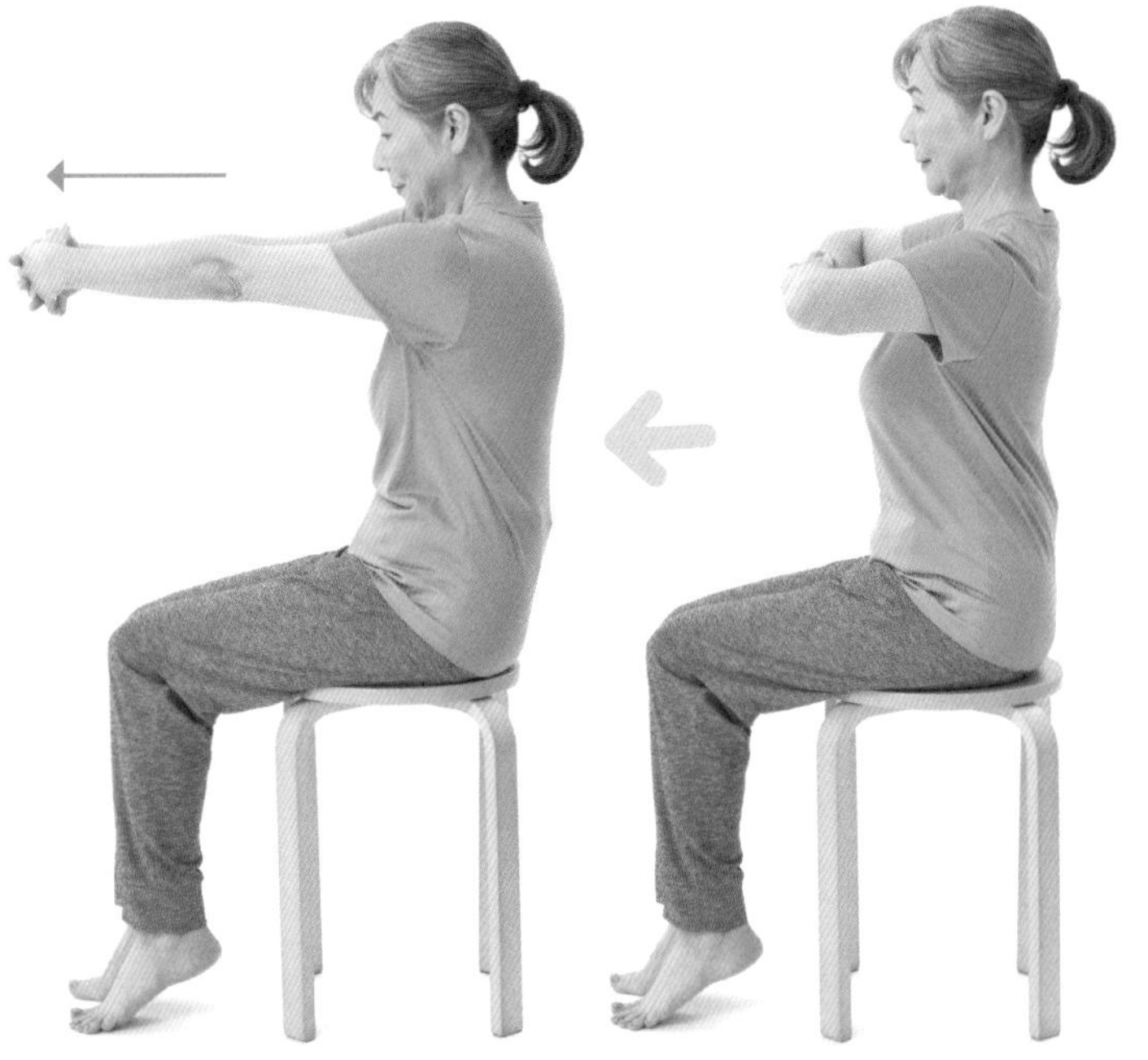

椅子に座り、両手を胸の前で組み、腕を前に伸ばします。背中を丸め、10秒間腕と引き合うようにします。

呼吸

伸ばしている間、自然に呼吸をします

ここがポイント!

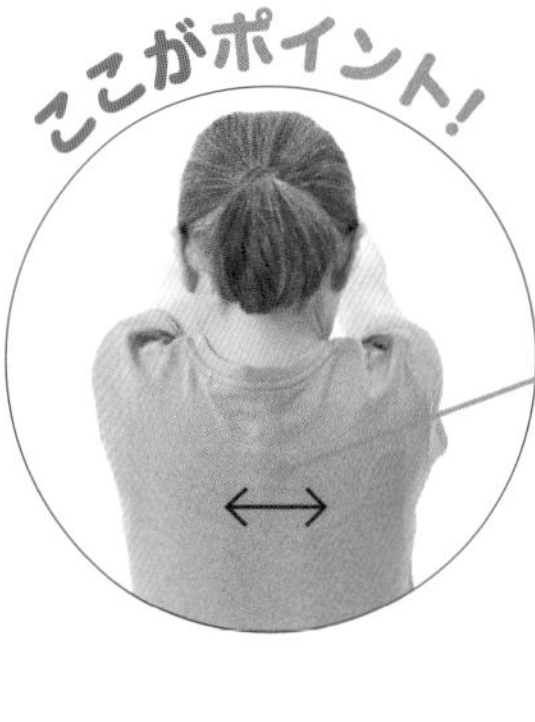

肩甲骨の間を離すようにカラダを伸ばします。

➤ストレッチはここを動かす!

内《ない》転《てん》筋《きん》群《ぐん》

「内転筋群」は太ももの内側の筋肉のまとまりです。主に脚を内側に閉じる動作に使います。下にあるものを取るさいは、手だけを伸ばしがちですが、腰の負担を減らすためにも、カラダ全体を使って取るべきでしょう。これらの筋肉が十分柔らかければ、スムーズにカラダを曲げられます。

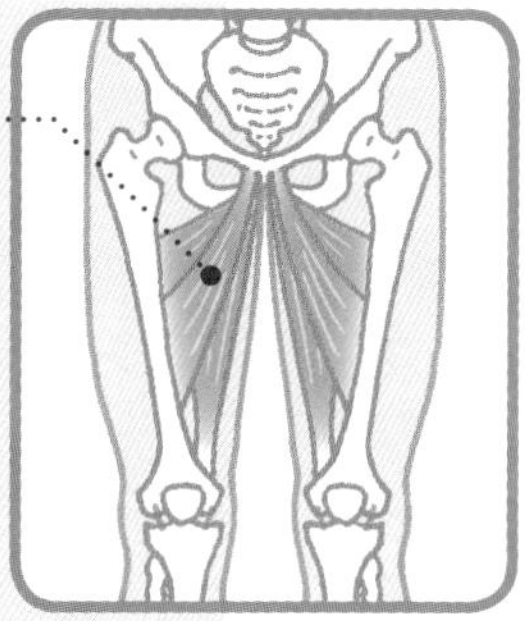

ストレッチ 2

腰割りストレッチ

難易度 ★やさしい

回数 左右10秒ずつ×2セット

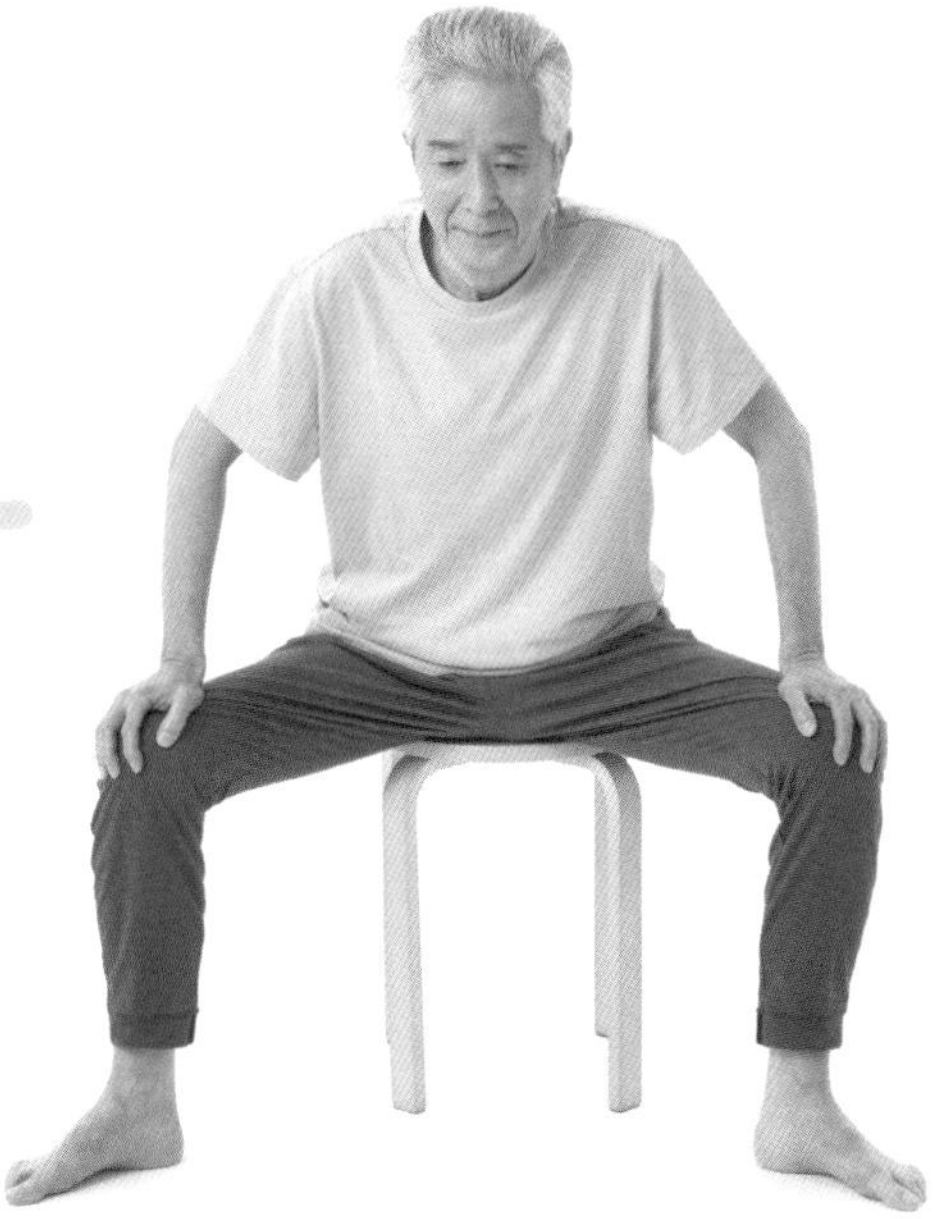

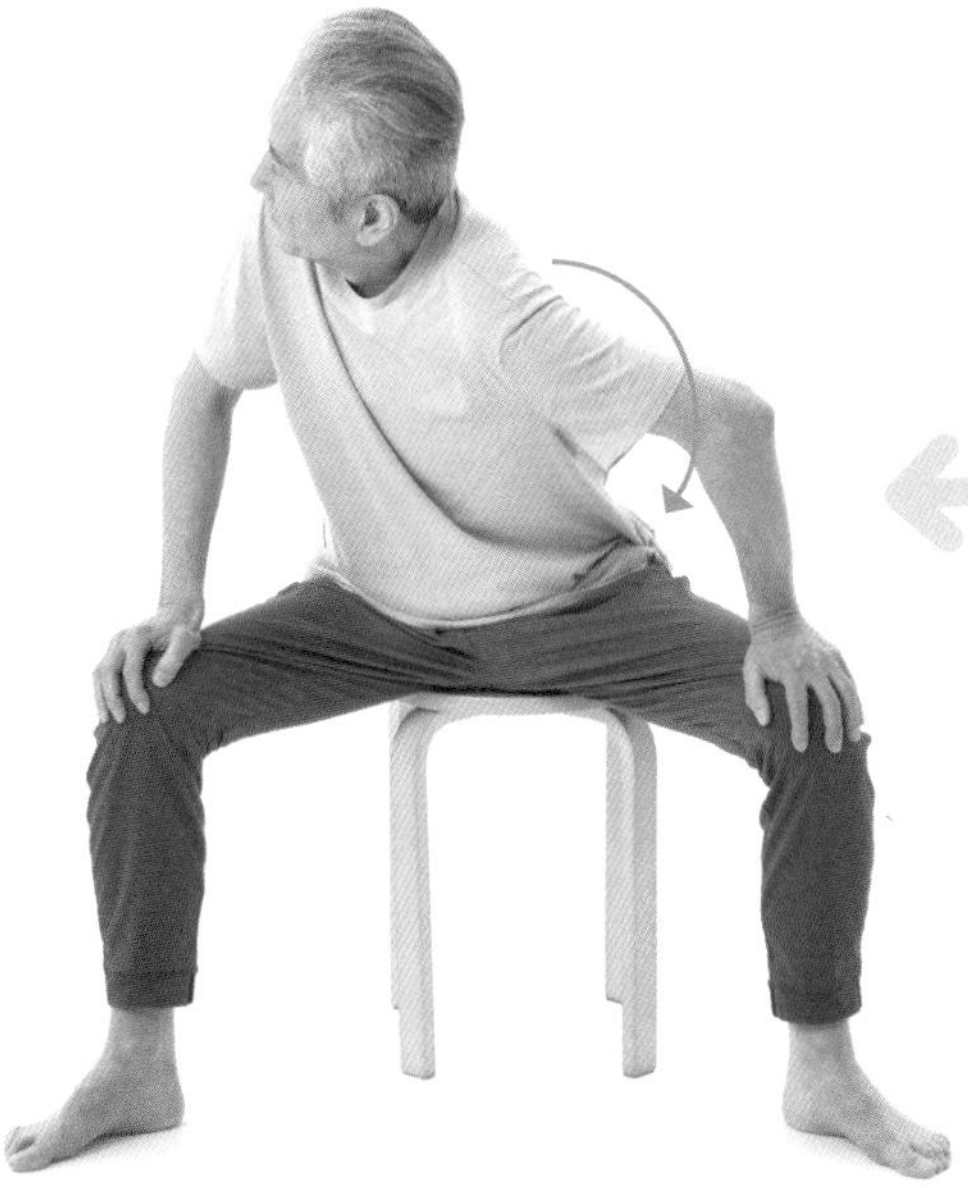

1 椅子に座り、脚を肩幅より広く開き、つま先を外側に向けます。両手はひざの上に置きます。

2 片方の肩を前に押し出すようにして、上半身をゆっくりひねります。10 秒キープしたら反対側も同様に。

呼吸

伸ばしている間、自然に呼吸をします

ここがポイント!

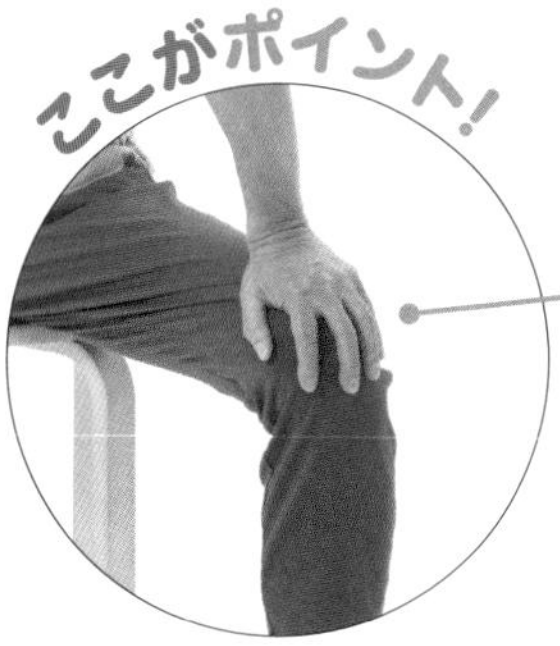

カラダをひねるさいに、ひざが内側に崩れないように手で支えます。

➤ 筋トレはここを動かす!

広《こう》背《はい》筋《きん》

物を持ち上げるときは腕だけでなく、腕から続く背中の筋力も使うと大きな力が出せます。「広背筋」をトレーニングして、引き上げる力を維持しましょう。広背筋は腕や肩の動きがぶれるのを防ぐ役割もあるので、鍛えておけば、より安定して物を持つことができます。

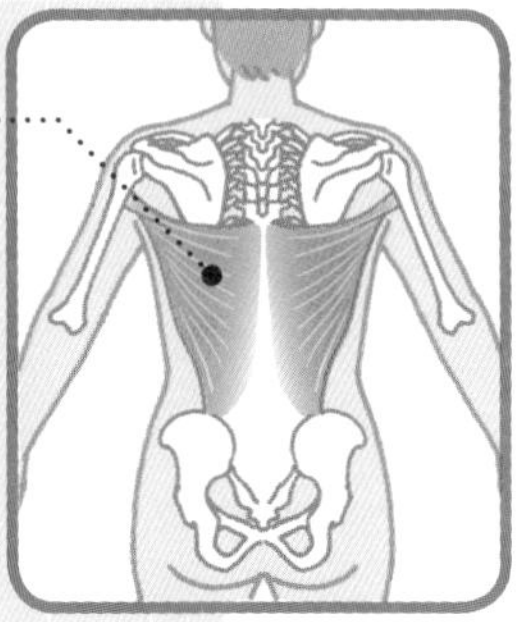

筋トレ 1

背中で引きつけ運動

難易度 ★★ふつう

回数 8回×2セット

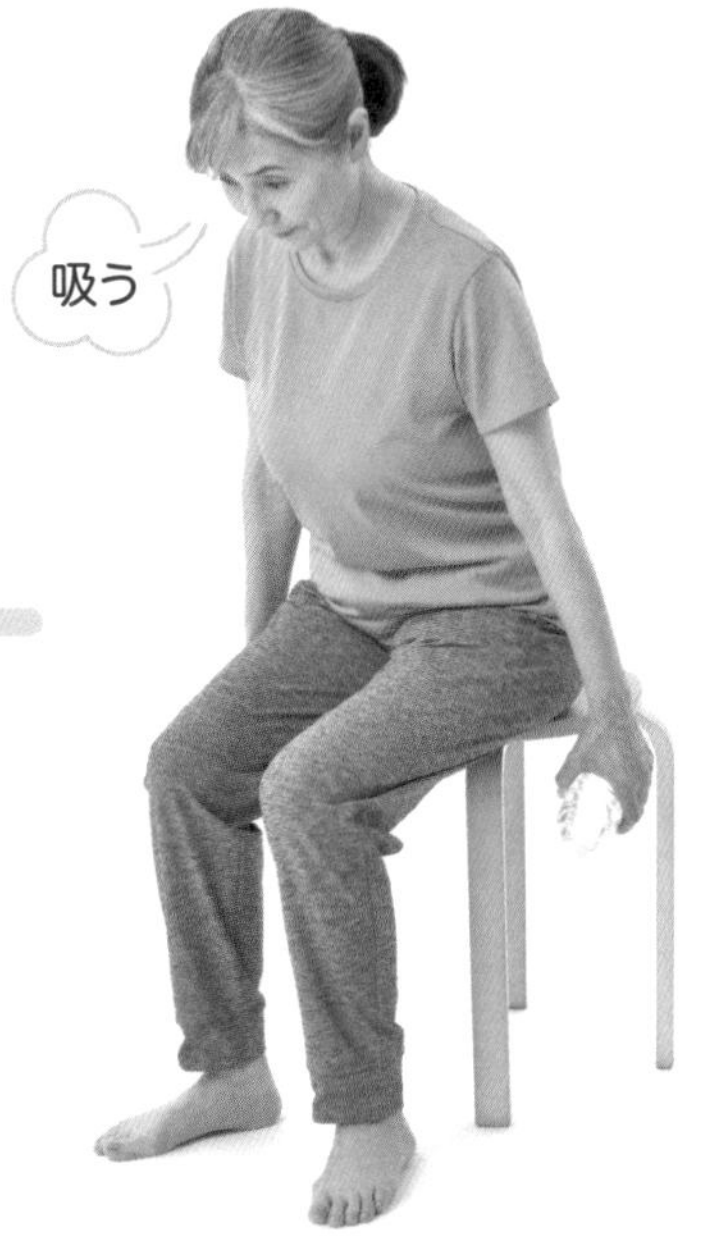

1 椅子に座り、両手にウェイト（水を入れたペットボトルなど）を持ち、上半身を45度くらい前に傾けます。背すじはまっすぐに保ちます。

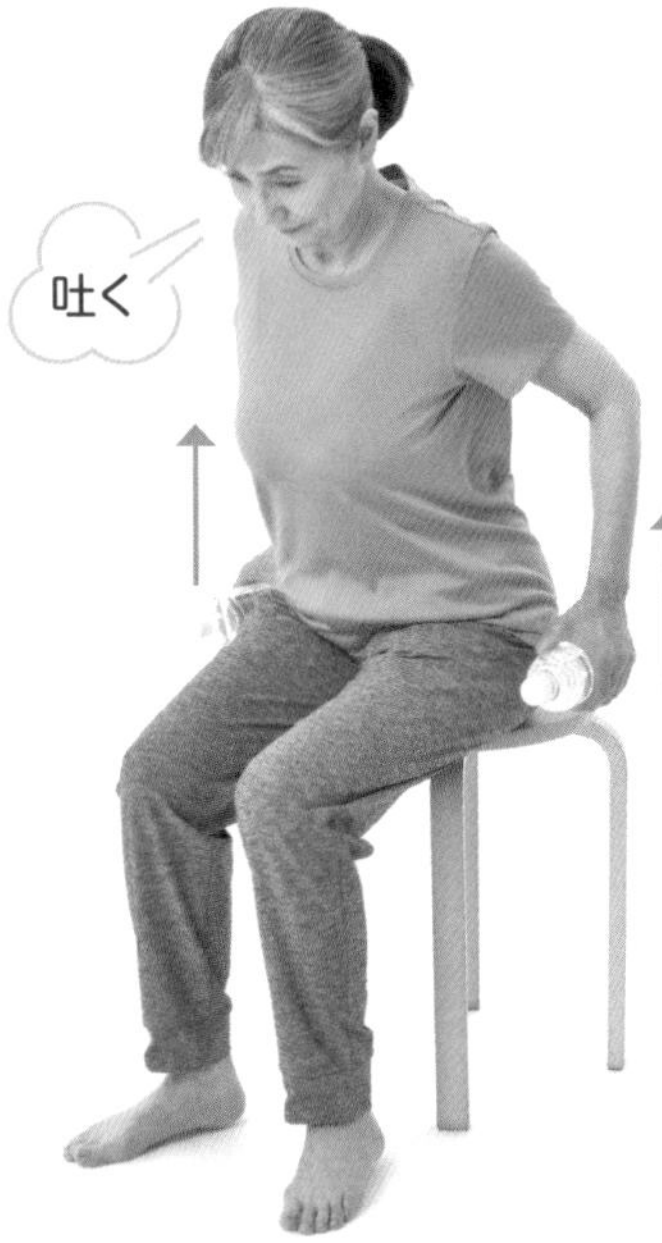

2 脇を締めながら、ウェイトを腰に向かって8回引き付けます。

呼吸
引きつけるときに息を吐き、戻すときに吸います

ここがポイント!

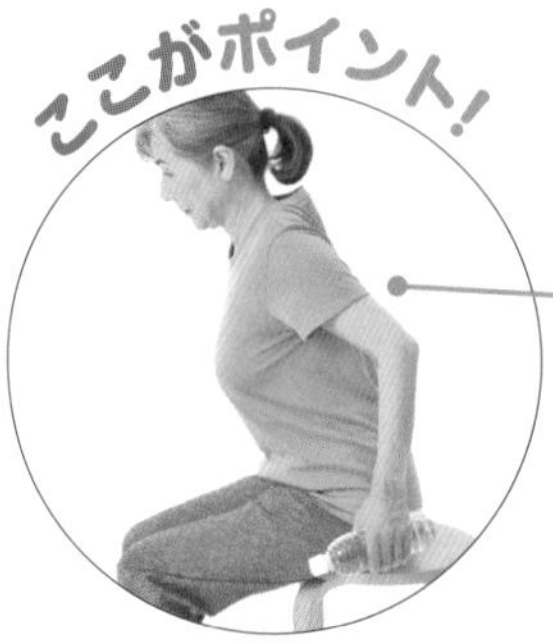

ウェイトを引くときは胸を張るようにします。背すじは、下ろすときもまっすぐに保ちます。

筋トレ 2

アームカール

難易度 ★やさしい

回数 10回×2セット

➤筋トレはここを動かす!

上《じょう》腕《わん》二《に》頭《とう》筋《きん》

上腕二頭筋は腕の筋肉、いわゆる「力こぶ」です。力こぶをつくるポーズをすればわかるように、主にひじを曲げる役割をしています。下にあるものを抱え上げたりするときに欠かせない筋肉で、お茶を飲むさい、口元に湯飲みを寄せるといった小さな動作にも活躍しています。

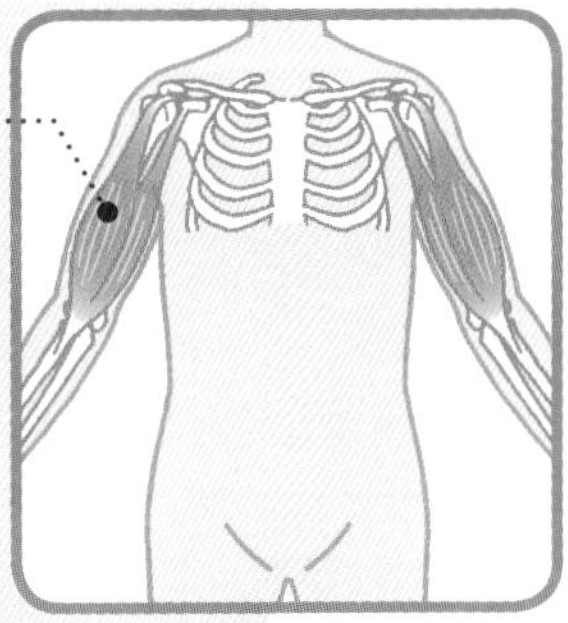

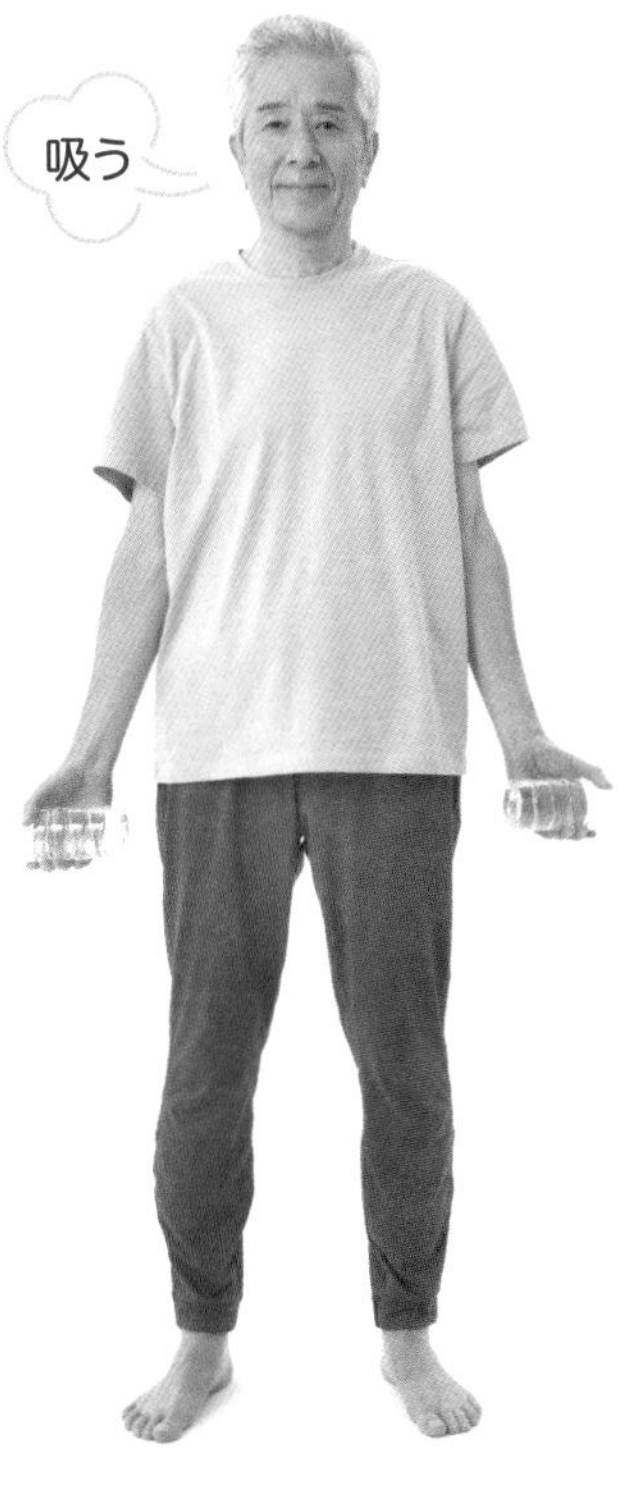

1 両手にウェイトを持ち、手のひらを前に向けます。

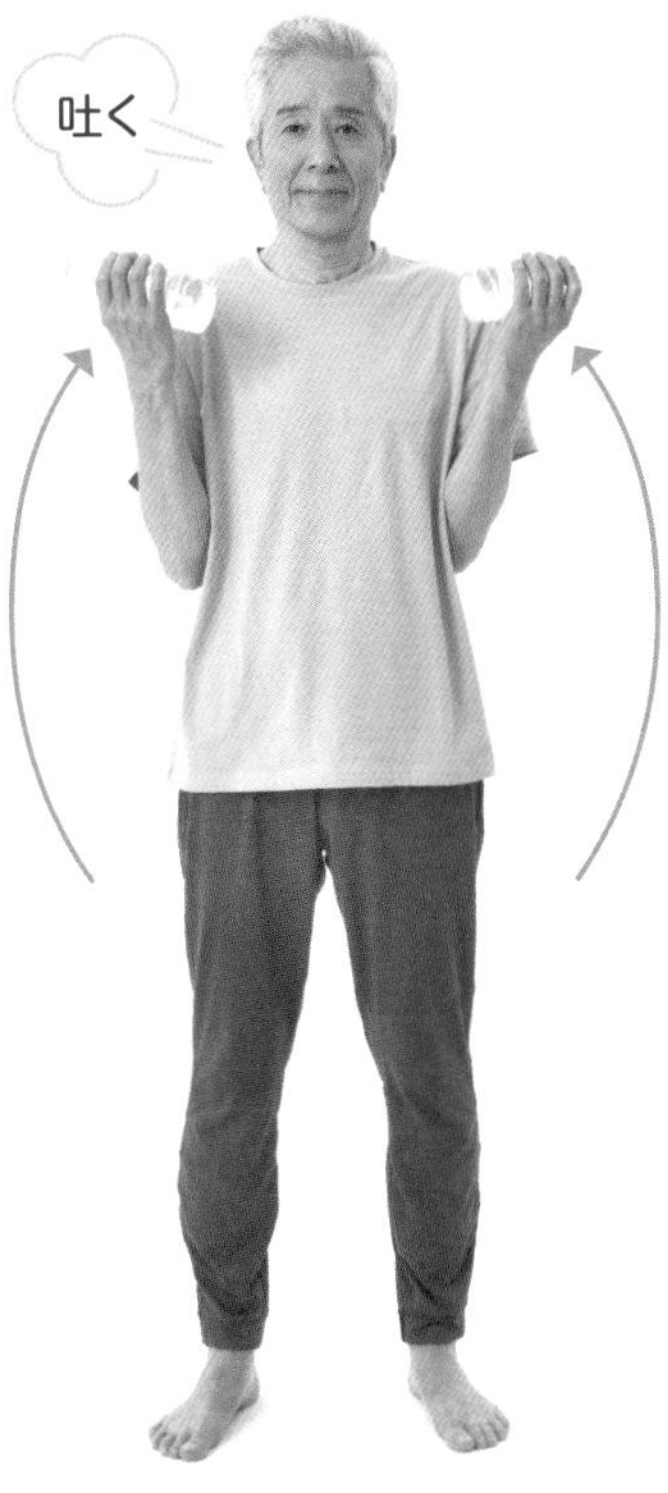

2 ひじを曲げ、ウェイトを肩に向かって引き寄せ、またゆっくり元の位置までひじを伸ばします。10回繰り返します。

呼吸
ひじを曲げるときに息を吐き、戻すときに吸います

ここがポイント!

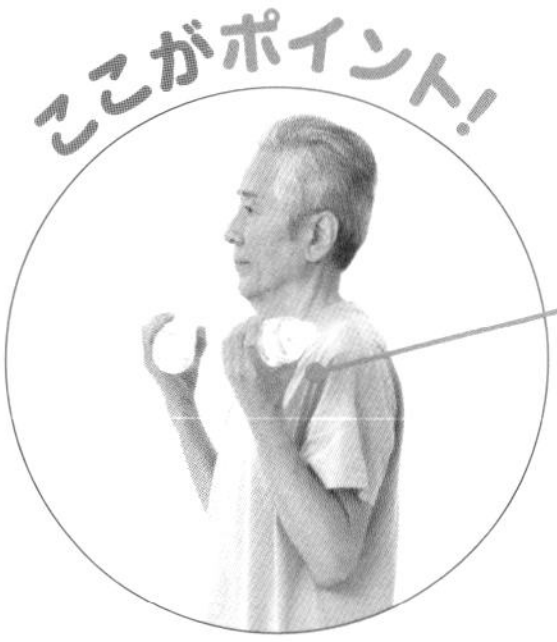

手首を肩に寄せるようなイメージで行いましょう。戻すときもゆっくり動かします。

買い物中の動作をスムーズに 4

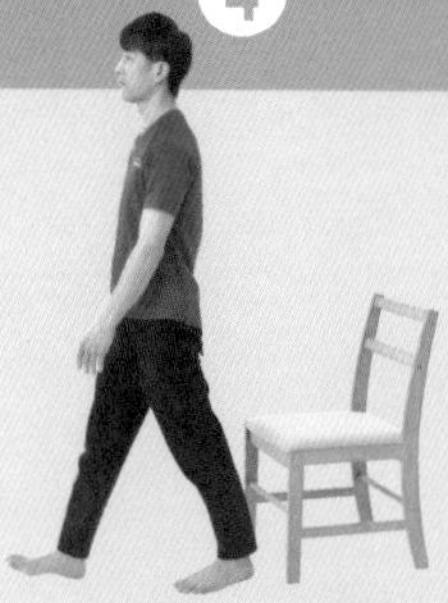

座りっぱなしにならないように

座ってばかりいると、背中や下半身の筋肉を使う機会が減るばかりか、内臓まで悪くなることも。筋肉や関節をほぐしつつ、体内の循環を高めましょう。

ストレッチはここを動かす!

腸《ちょう》腰《よう》筋《きん》・腹《ふく》斜《しゃ》筋《きん》群《ぐん》

座り時間が長いと、背中が丸まるのはもちろん、ウェスト回りが上半身の重さでつぶされます。また、股関節の回りの筋肉も動かしづらくなってきます。腰や腹を広げるように動かして、固まった筋肉をほぐしましょう。

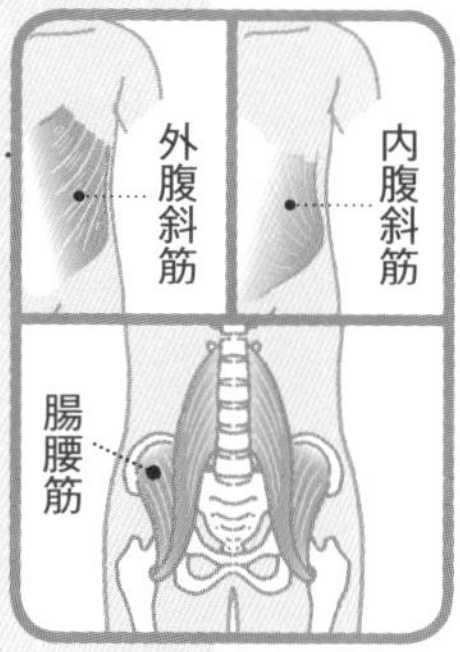

ストレッチ 1

半身の広がりストレッチ

難易度 ★やさしい

回数 左右10秒ずつ×2セット

椅子の背やテーブルなど、安定したところに片方の手をついて、カラダを支えます。逆側の脚を後ろに引き、空いている腕を上に伸ばします。10秒キープしたら反対側も同様に。

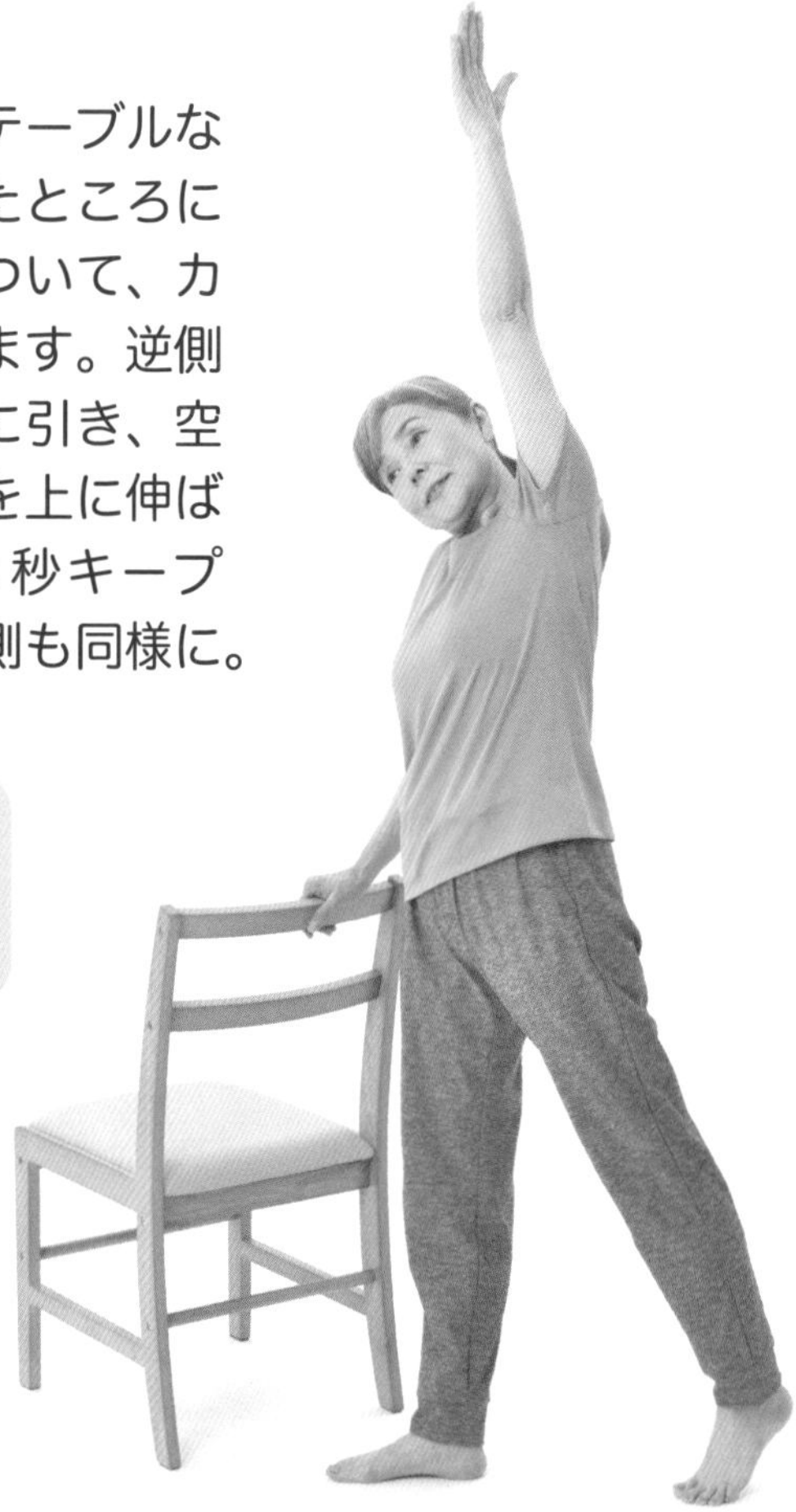

呼吸

伸ばしている間、自然に呼吸をします

ここがポイント!

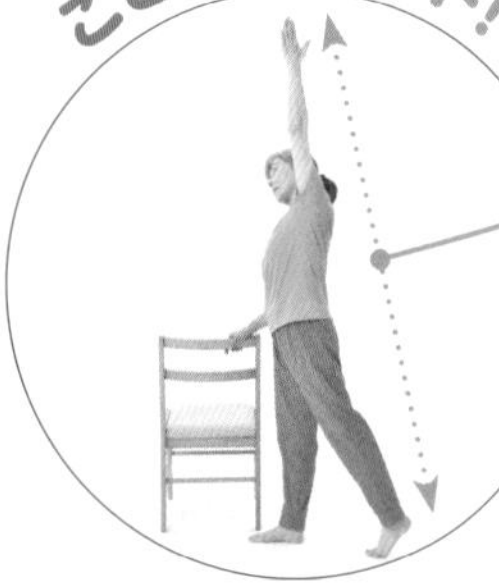

上に伸ばした手から後ろ脚まで、半身の面積を広げるようにします。バランスがとれる方は支えなしで行っても。

ストレッチ 2

折り曲げストレッチ

難易度 ★★ふつう

回数 10秒×2セット

➤ストレッチはここを動かす!

広《こう》背《はい》筋《きん》·ハムストリング

座っているときは、ひざが曲がり、太ももの裏側の筋肉「ハムストリング」やお尻に体重がかかり、背中回りも動きがない状態が続きます。とくに背中はこわばりがち。毎日あまり動かないと、こわばりが強くなり、立ち上がるのがおっくうになります。ストレッチで動ける筋肉を保ちましょう。

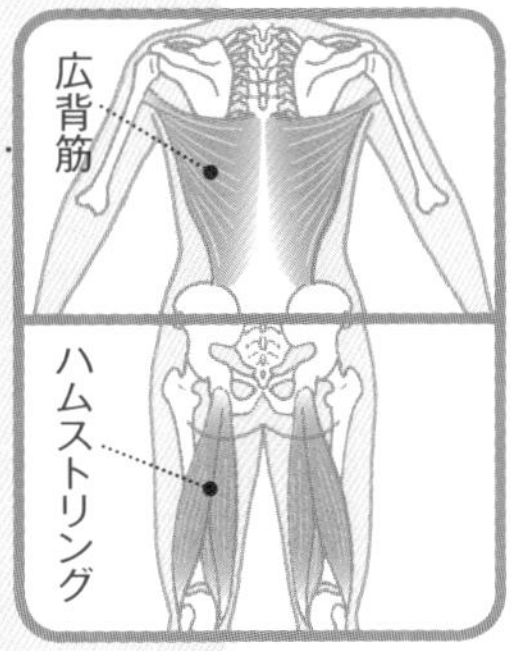

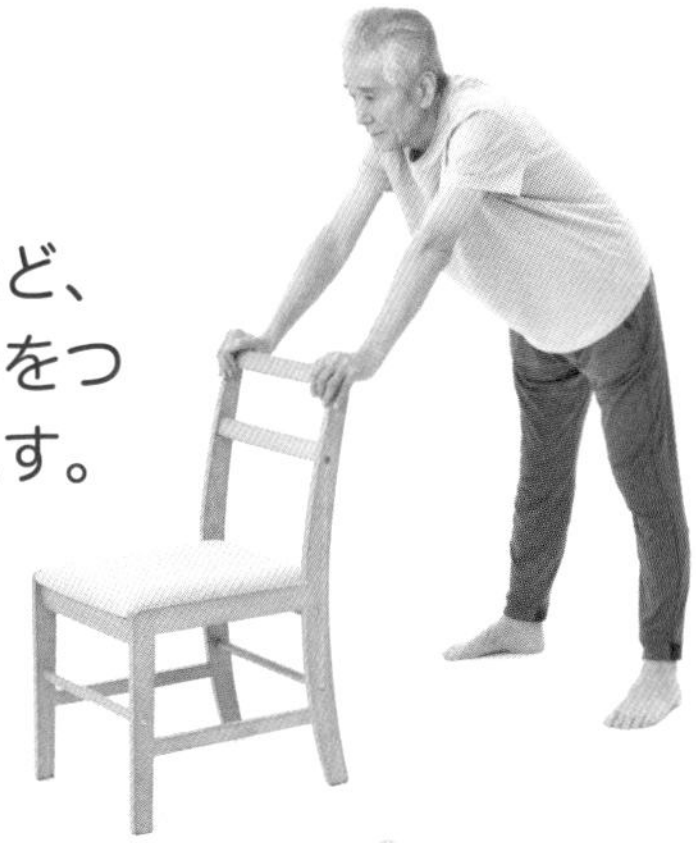

1

椅子の背やテーブルなど、安定したところに両手をついて、カラダを支えます。

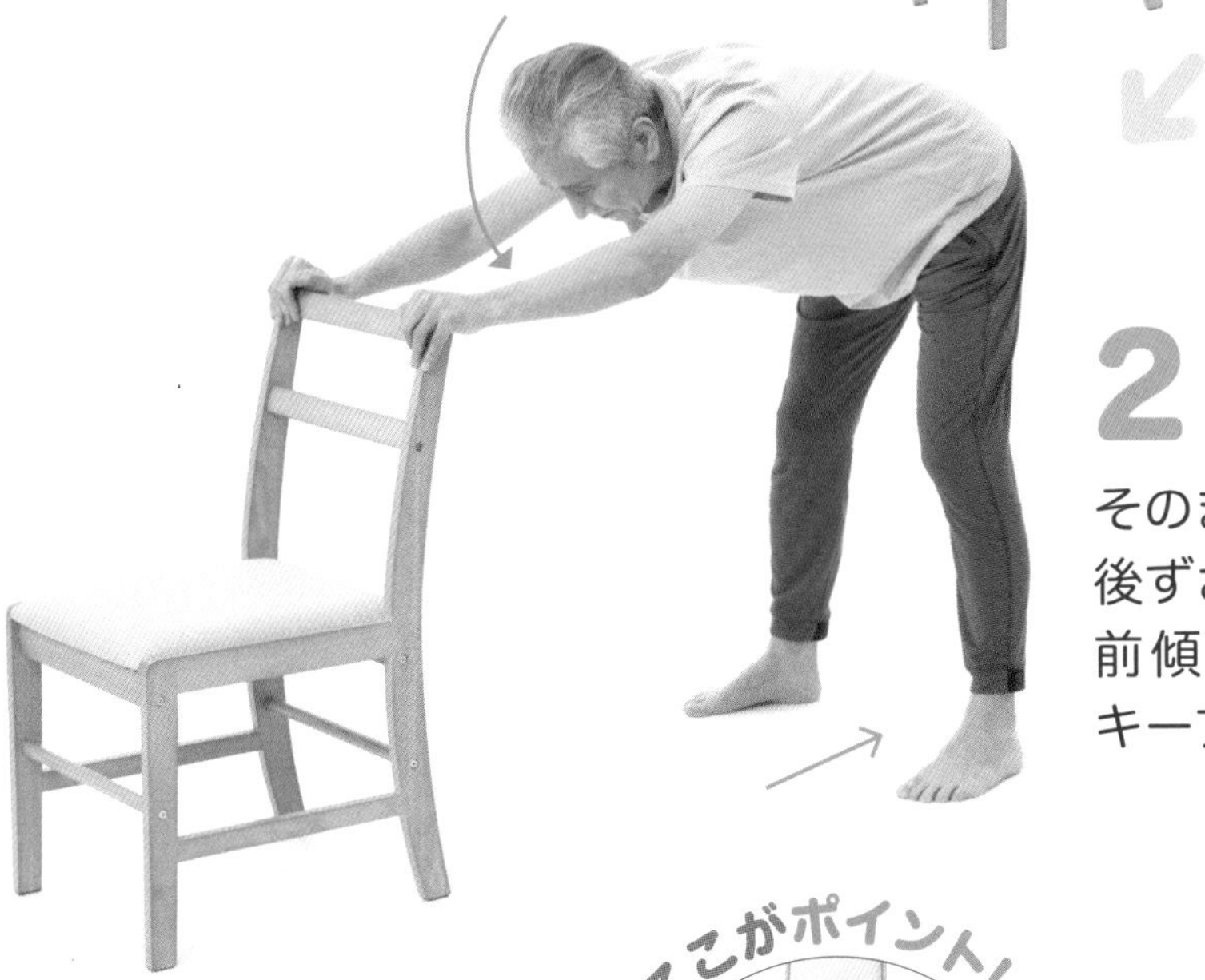

2

そのまま少しずつ後ずさり、上体を前傾させ、10秒キープします。

呼吸

伸ばしている間、自然に呼吸をします

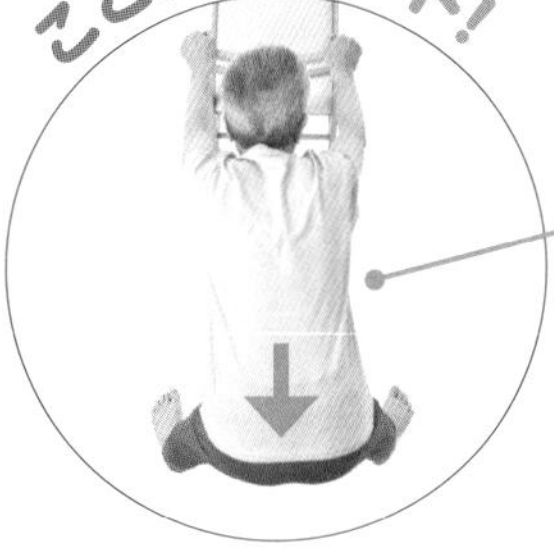

後方に下がりながら、股関節からカラダを曲げるようにします。

➤筋トレはここを動かす!

胸《きょう》椎《つい》

「胸椎」は背骨のうち、胸の高さに当たる部分です。本来は背骨全体の丸みに沿って柔らかくよく動くのですが、座っていると前方に傾いたままになりがち。背中も丸まってしまうので、意識的に動かすことがたいせつです。

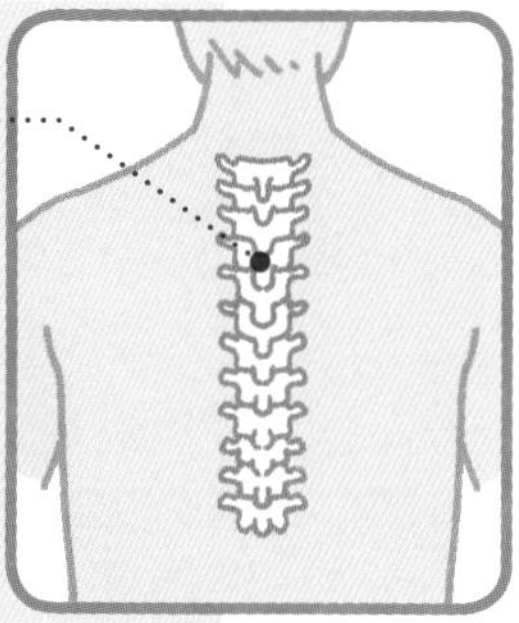

筋トレ 1

みぞおちアップダウン

難易度 ★★ ふつう

回数 8回×2セット

1 両手を後ろにつき、ひざを曲げて座ります。背中を丸め、重心を後ろにかけます。

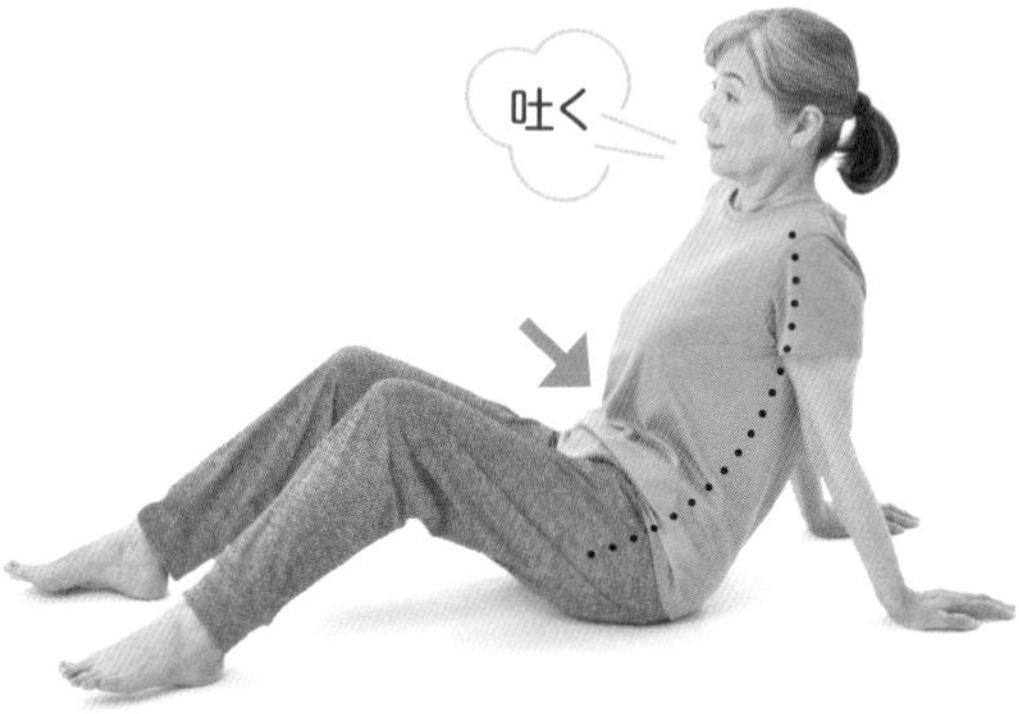

2 みぞおちを斜め上に向けるように背中を反らせ、胸を張ります。1の姿勢に戻して8回繰り返します。

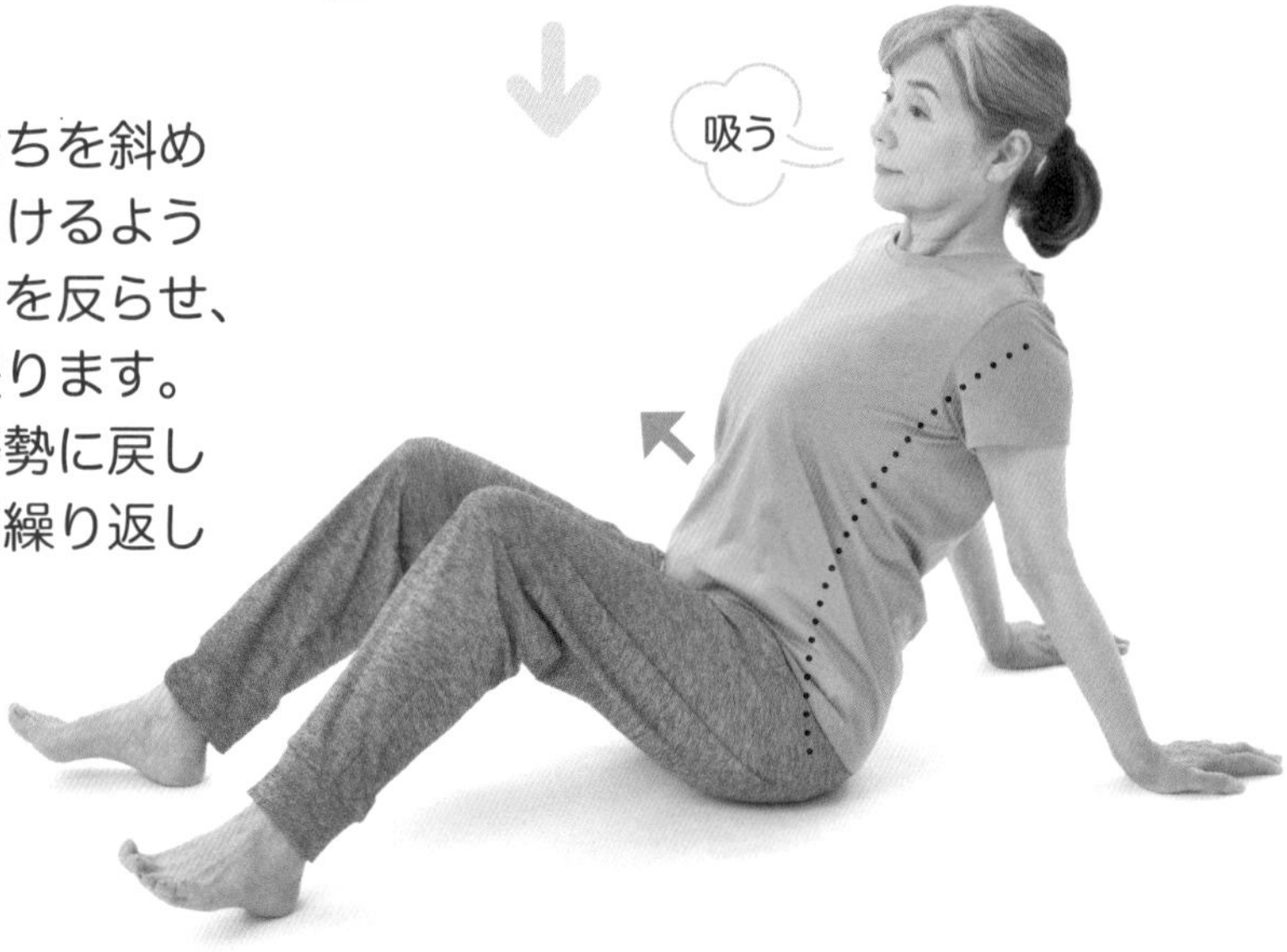

呼吸

背中を反らせるときに息を吸い、戻すときに吐きます

これはNG!

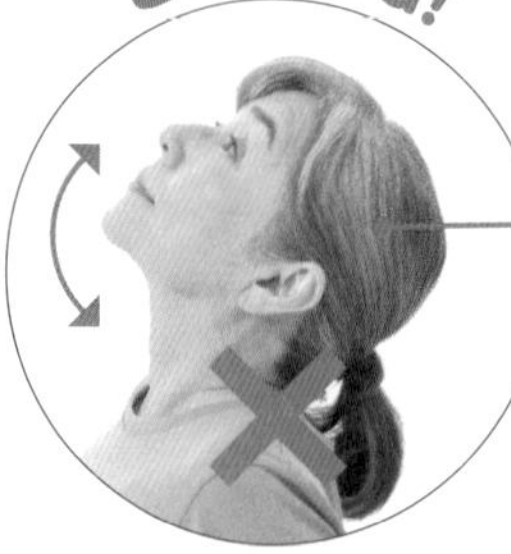

頭だけが上下しないよう、背中から骨盤までが前後に動く意識で行います。

➤筋トレはここを動かす!

肩関節の外《がい》旋《せん》筋《きん》群《ぐん》

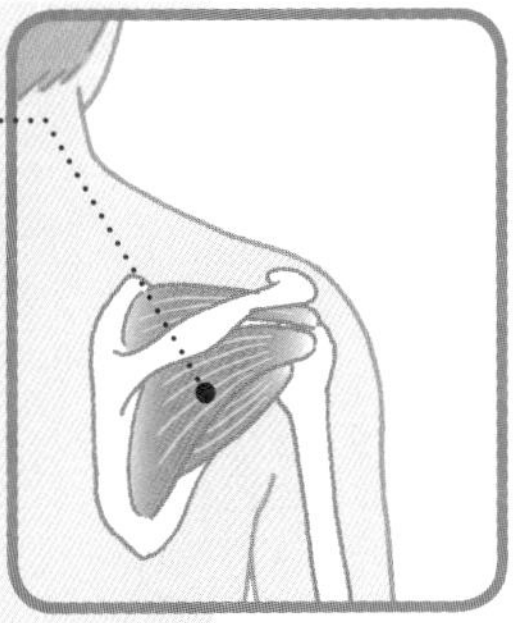

　座るとき、カラダを丸め、肩を前に出した姿勢をとる人は多いのではないでしょうか。電車で座っている人などを見ると、背筋を伸ばしている人はほとんどいません。このトレーニングでは、前に出がちな肩の筋肉を背中側へ戻す動きを行うことで、「座ったままの姿勢」を覚えたカラダを正します。

筋トレ 2

壁スライド運動

難易度 ★★ ふつう

回数 8回×2セット

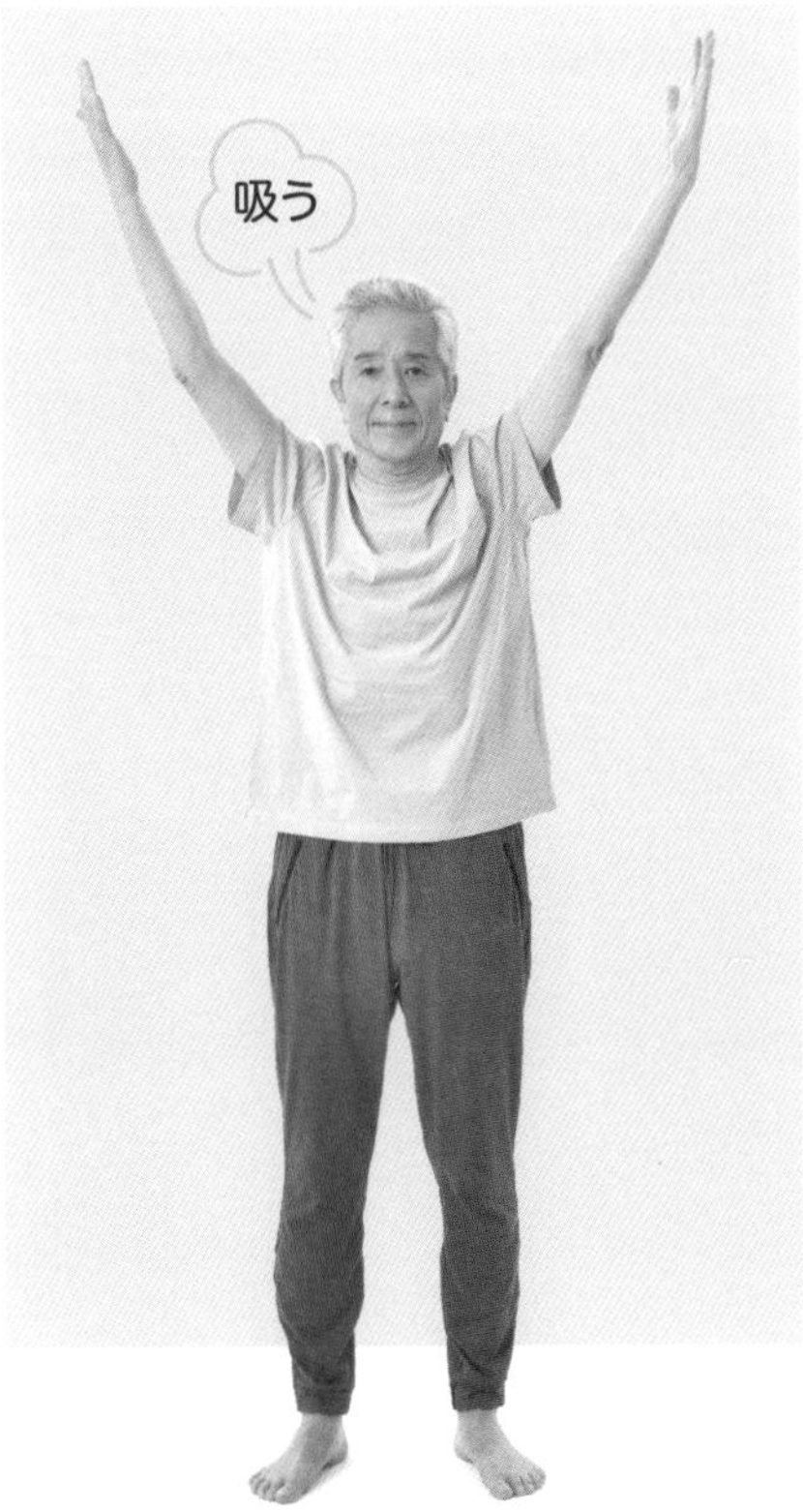

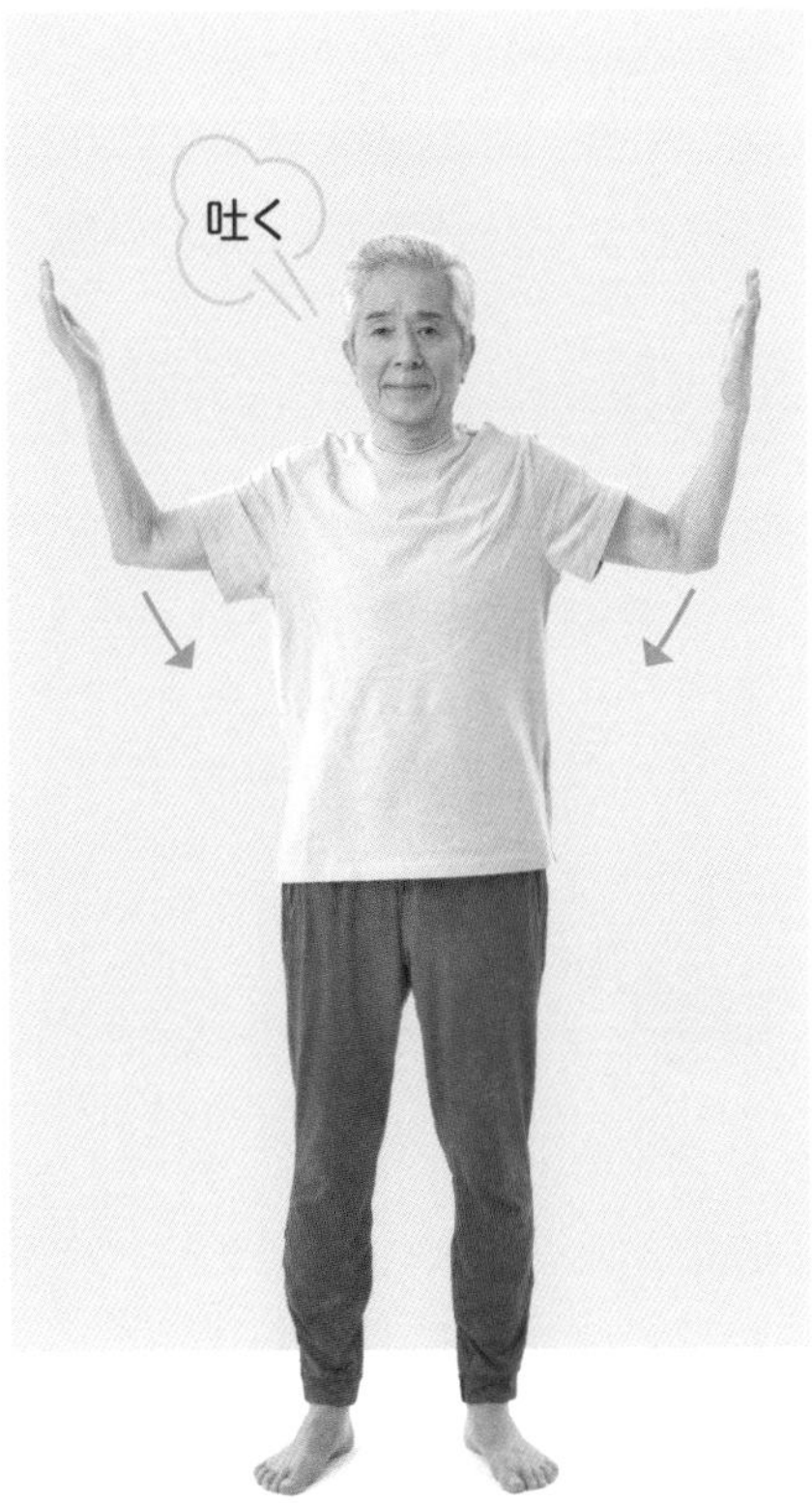

1 壁にお尻と頭をつけ、両腕を上に伸ばします。親指を壁につけます。

2 親指を壁につけたまま、わきを締めるように腕を下ろします。１の姿勢に戻して８回繰り返します。

ここがポイント!

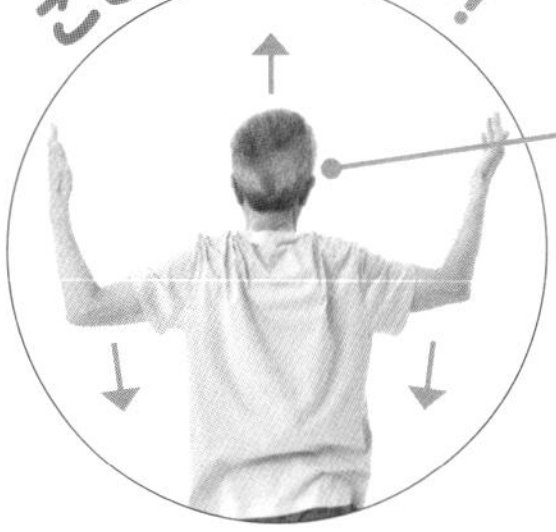

腕を下げるときは「首を長くする」「肩甲骨を下げる」イメージで行います。

呼吸

腕を下げるときに息を吐き、上げるときに吸います

知れば もっと 効果が 出る！

トレーニングの3原理と5原則

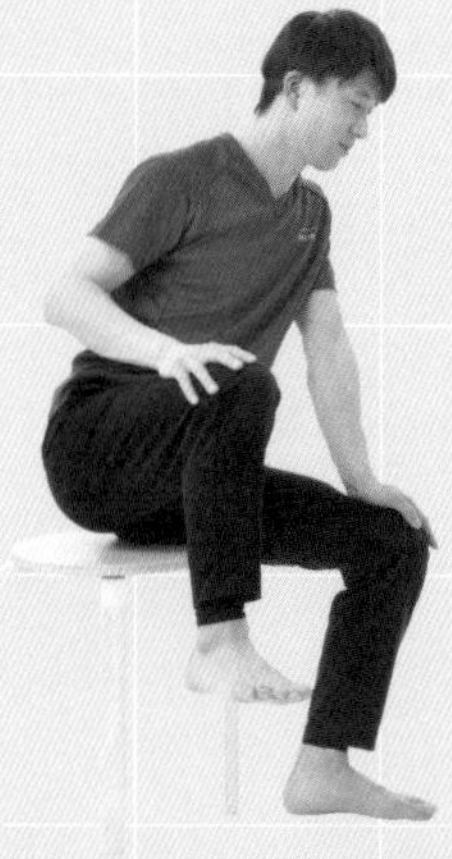

ストレッチや筋トレなどのトレーニングをするさいは、なんとなく行うのではなく、基本的な原理・原則を知っておくと、より効率的にカラダの調子を上げることができます。

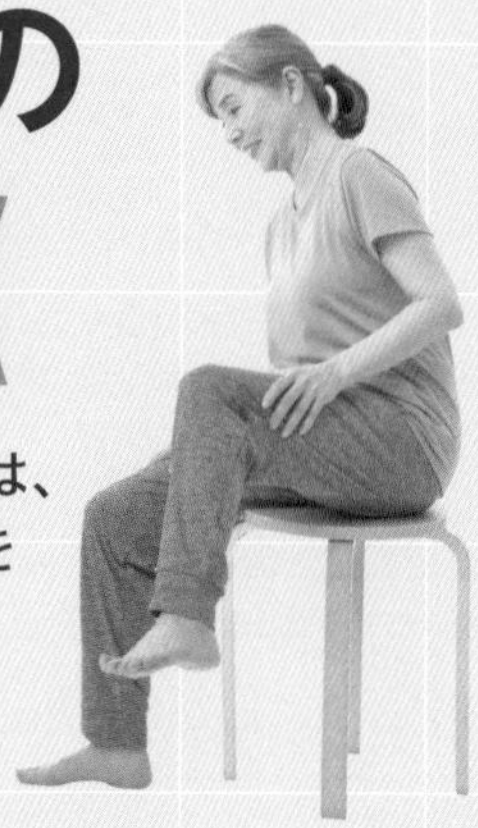

3原理

1 過負荷の原理

体力をアップさせたければ、日常的に行っている以上の運動をする必要があります。たとえば、マラソンでいまより速いタイムで走りたければ、いまよりスピードを上げた走り方をカラダに覚えさせることが求められます。つまり、**いつもよりちょっとだけがんばると効果的**ということです。

2 可逆性の原理

トレーニングで得られた効果も、トレーニングをやめれば、少しずつ失われます。一時的に向上させた体力は、低下するのが早いですが、継続的に向上させた体力は、ゆっくり低下します。**一日だけ無理して運動するよりも、毎日続けることがたいせつ**なのです。

3 特異性の原理

当たり前のことですが、人体はトレーニングした機能だけが高まります。野球のトレーニングをすれば、野球の能力が高まり、サッカーのトレーニングをすれば、サッカーの能力が高まります。自立した日常生活を送るためには、全身をまんべんなく鍛えるのが大事ですので、**得意なトレーニングばかりせず、苦手なトレーニングにもチャレンジ**しましょう。

5原則

❶ 意識性の原則

なんのためにトレーニングをするのか、どこをどのように鍛えようとしているのかを意識すると、効果が高まります。

❷ 全面性の原則

気になる部位だけでなく、カラダ全体をトレーニングするほうが、気になる部位に対する効果も高まり、ケガもしづらくなります。筋力だけでなく、持久力、柔軟性などもあわせ、総合的にバランスよく向上させることがたいせつです。

❸ 個別性の原則

トレーニングの内容は、個人の能力に合わせて設定すべきです。年齢、目的、運動経験などによって、トレーニングの回数やダンベルの重さなどを変え、適切な負荷をかけることで、効率的に機能を向上させられます。

❹ 反復性の原則

トレーニングの効果を得るためには、継続が重要です。一朝一夕で大きな変化が起こるものではありませんので、何度も繰り返し行うことが必要です。

❺ 漸《ぜん》進《しん》性の原則

体力の向上に伴って、運動の強度、頻度、難易度を、少しずつ高めます。急に大きな負荷をかけるのではなく、段階をつけて行うことで、カラダがほどよく適応し、ベストな効果を引き出せます。

おわりに

今日から「ウェルネス」な生活を

「着たい服を自分で着て、杖を使わず自分の脚で駅まで歩き、手すりにつかまることなく階段を上っていく。そしてお気に入りのショップを巡り歩くことができる、疲れ知らずのカラダ」をキープする。そのために、日常に運動をとり入れて、心身両面の充実を育む「ウェルネス」な生活を今日からでも始めてほしい。それが「ウェルビーイング」、身体的・精神的・社会的に、すべてが満たされた状態をめざす生き方です。

　コロナ禍の今は不自由な生活を強いられていても、「どこにでも出歩ける生活」を将来、取り戻したさいは、「健康なカラダ」が維持さえできていれば、新しい人との出会いや、まだ見ぬ地で感動に出会い、「豊かな心」を育むことが再びできるのです。その日の到来を信じて「健康なカラダ」でありつづけるために、本書をお役立ていただければ幸いです。

2021年7月

「ストレッチ専門店ストレチックス」本部代表　山口晃二

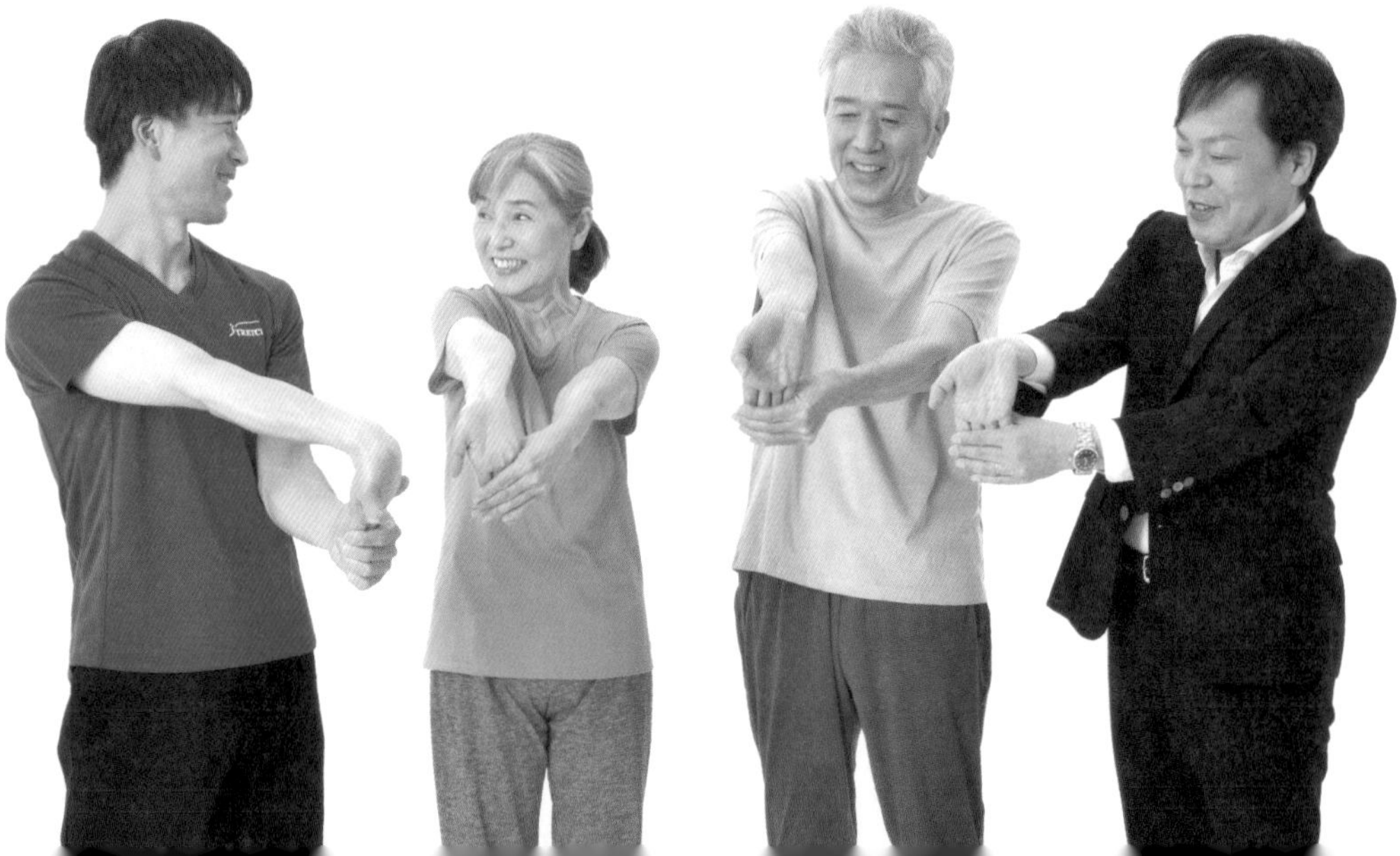

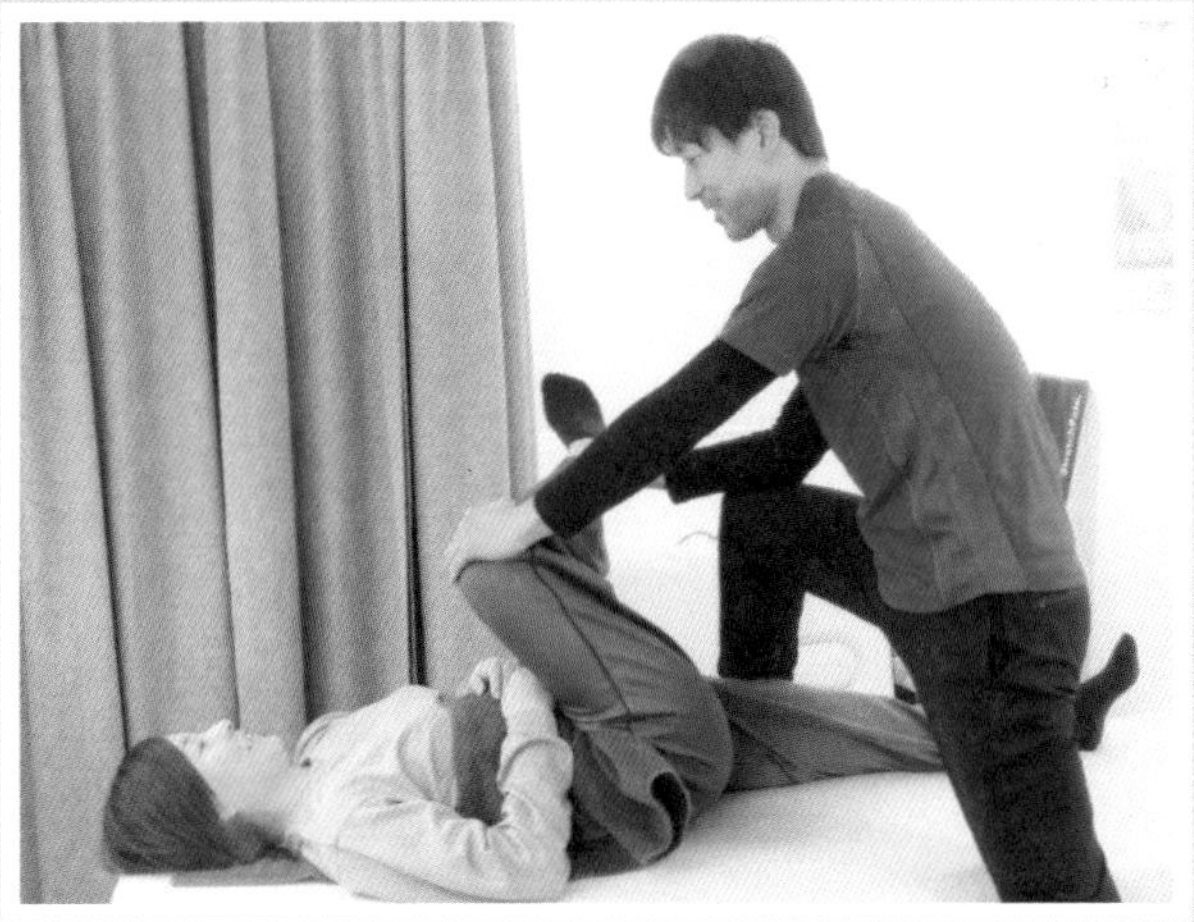

STRETCHEX
ストレッチ専門店 ストレチックス

本書で紹介したストレッチや筋トレの指導を、マンツーマンで専門トレーナーが行う「ストレッチ専門店」。全国11店舗を展開中（2022年3月時点）。お客様はベッドに寝たまま、トレーナーが体をストレッチする「パートナーストレッチ」、１人でもできる「セルフストレッチ」や「自重トレーニング」の指導を行っている。利用客層は20 ～ 80代までと幅広く、慢性的なコリ・疲れの解消、スポーツや筋トレ愛好者の運動パフォーマンス向上にも利用されている。

公式サイト https://stretchex.jp
ストレッチ専門店ストレチックス本部
TEL 03-3942-9139
Mail info@stretchex.jp

▶地域の健康増進に貢献されたい方に

「ストレチックス」店舗を全国に展開する活動も行っています。「私の地元に、気軽に通えるストレッチ専門店がない」というときは、開業を支援するフランチャイズ加盟店の募集をしていますので、「地域の健康増進に貢献したい」という志のある方は、ぜひお声がけください。

著 **山口晃二** やまぐち・こうじ

「ストレッチ専門店ストレチックス」本部代表

1975年、新潟県生まれ。介護デイサービスFCチェーンの全国展開を牽引した経験から、介護予防・予防医療の促進を目的に「中高年者に運動習慣を促す事業」として、2014 年に「ストレッチ専門店ストレチックス」を業態開発。専門トレーナーがマンツーマンで施術を行う「オーダーメイド・ストレッチ」を提供する専門店として、東京・関西・九州で多店舗展開中。

協力 **渡辺久進** わたなべ・ひさし

「ストレチックス」本部研修マネージャー

大手フィットネスクラブにて約10年間、トレーニングプログラム作成指導、高齢者施設での出張エクササイズ指導等を経験。現在は、ストレチックス本部研修マネージャーとして、店舗トレーナーへの技術・知識研修を担当。NESTA-PFT ／ NESTA　ダイエット＆ビューティースペシャリスト／ NESTAゴルフコンディショニングスペシャリスト。

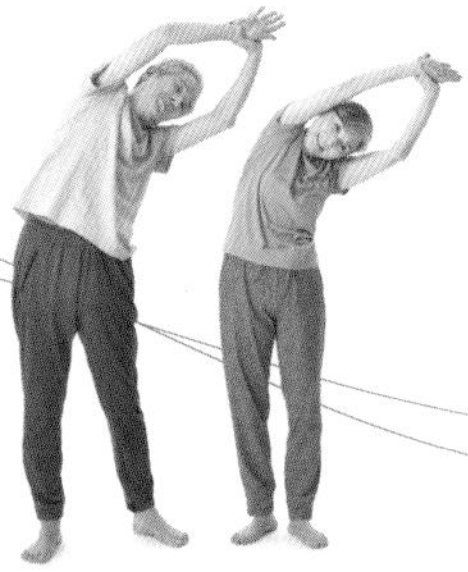

70歳からのゆる～い 筋トレ＆ストレッチ

2021年7月20日　第1版発行
2022年5月10日　第6版発行

著　者　山口晃二
発行者　河地尚之
発行所　一般社団法人 家の光協会
〒162-8448
東京都新宿区市谷船河原町11
電話　03-3266-9029（販売）
03-3266-9028（編集）
振替　00150-1-4724
印　刷　中央精版印刷株式会社
製　本　中央精版印刷株式会社

乱丁・落丁本はお取り替えいたします。
定価はカバーに表示してあります。

ISBN978-4-259-56694-4 C0077